序

鈴鹿医療科学大学　学長　豊　田　長　康

　鈴鹿医療科学大学の教育の理念は「知性と人間性を兼ね備えた医療・福祉スペシャリストの育成」であり，その実現のために学生諸君が修得するべき目標として次の5つがある。
1　高度な知識と技能を修得する。
2　幅広い教養を身につける。
3　思いやりの心を育む。
4　高い倫理観を持つ。
5　チーム医療に貢献する。

　「医療人底力教育」は，この基盤となる「底力」を初年次に身につけていただくことを目的とし，「医療人として社会で自立するための底力となる汎用的技能，態度，常識，健全な心と体を備えている」と評価されれば，単位を取得できる。

　本書第1部はカリキュラムの「医療人底力教育」における「医療人底力実践」に対応しているが，これは，本学の教育において最も特徴的なカリキュラムである。講義という授業形態では十分に修得することが困難な事柄を，「アクティブ・ラーニング」により，つまり，各学科混成のグループ活動の中で，学生が主体的に自己学習し，議論し，体験し，調査し，発表することを通して修得する。

　各グループにはチューターが付くが，チューターの役割はティーチャー（教師）とは異なり，答えを教えるというよりも，学生の主体的な学びや議論などの手助けをすることである。そして，チューターには教員以外の職員も参加する。

　また，本書の第2部では「医療人底力教育」のもう1つの柱である，多職連携教育科目の目的（目指すこと），実施内容を科目間相互の関係についてまとめてある。本学の教育目標「チーム医療に貢献する」ためには，異なる専門職からなるチームの力を生かして，患者や支援を求めている人々に最善の保健・医療・福祉サービスを提供できるようになることが求められる。そのためには，自身の専門性を磨くだけではなく，適切なコミュニケーション力の涵養と他職種への理解が欠かせない。

　学生諸君には「医療人底力実践」の授業の前に，必ずこのテキストで予習していただきたい。予習をすることにより初めて当日の実践が効果的なものとなる。そして，あくまで「教えてもらう」のではなく「自ら学ぶ」ことを徹底していただき，本当の意味での「底力」を身につけていただきたい。

改訂第4版の出版にあたって（底力実践）

底力教育センター長　福　田　八寿絵

超高齢社会を迎え，医療を取り巻く環境は大きく変化しつつある。高度化・複雑化する現代医療の現場において，医療安全を確保しつつ，医療従事者が持てる力を十分に発揮できるチーム医療が強く求められている。この社会的要請に応えるため，鈴鹿医療科学大学の「医療人底力教育」は，専門教育に入る前に，医療人として共通して求められる人格と倫理観，基礎となる技能や態度の涵養を目的としている。この教育プログラムは更に多職種で連携・協力する際のコミュニケーションの取り方などを，課題探究型学習（アクティブ・ラーニング）の実践，実体験を通して学び，学生が自ら能動的に学び取る力を身につけることを目標としている。

医療福祉の現場は日々刻々と変化し，医療者は，国家試験合格後も新しい医療技術や医療知識を学び続け，実践しなければならない。学生は，国家試験に合格することがゴールではなく合格してはじめてスタートラインに立つ。社会において自ら実務を通じた学びを継続し，職場の同職種，多職種，あるいは地域社会との連携・協力を忍耐強く持続していくことが求められる。いざとなった時発揮できる力，実践的な医療人としての能力の4つの柱，「前に踏み出す力」，「感じ取る力」，「考え抜く力」，「コミュニケーション力」を育むことが学生には必要である。知識を応用，実践する技術，技能とともに患者や家族に真摯に向き合う態度を身につけられるよう教職員が連携して取り組んでいる。これがすなわち本学の底力教育である。

本書第4版では，本学の医療人底力教育がユニークで綿密に設計された教育プログラムであること及びその趣旨を十分理解してもらえるようにさまざまな工夫を行っている。それぞれの授業内容の目的と位置づけ，相互の関連を明確化し，系統立てて全体像を俯瞰し，理解できるような構成とした。本書はこの教育に関わる学生や教職員はもとより，学生の保護者，実習先となる医療機関等の方々にも参考となるように配慮した。また，本書では，他の医療・福祉系大学においても，チーム医療や地域包括ケアを学ぶ学生，多職種連携教育にかかわる教育関係者，医療−福祉の実務に携わる人々にも参考となるよう，本学の一連の体系的な底力教育を可視化できるように試みた。

本書が，学生はもちろん医療人教育に携わるすべての方々，チーム医療や地域包括ケア，多職種連携業務に関わり，後進の教育に当たる人々の参考となり，社会に寄与できる良き医療人の育成のための一助となれば幸いである。

また，今回の改訂では，医療分野で活躍する上で不可欠なデータサイエンスの内容を加え編集を行った。

医療人底力教育とは何か

医療人底力教育センター長　福　田　八寿絵

　底力とは広辞苑によればいざとなった時に発揮できる強い力であるとされる。それでは，医療人にとっての底力とはどのような力なのであろうか，また，どのような場面で必要になるのであろうか。病を抱え，不安や痛みに苦しむ人を支援することが医療人の使命である。その使命を担う医療人は全身全霊で場合によっては生命の危機に直面している人を救うため自分の能力の限界に挑戦し，力を発揮しなければならない。そのために求められる力が底力，いざとなった時に発揮できる力である。医療人底力教育は，医療福祉の専門職として共通に求められる資質の育成を目指している。医療・福祉の技術，知識は日進月歩であり，社会情勢の変化により，社会のニーズも多様化してきている。医療福祉の専門職は，このような社会の多様な価値観やニーズに柔軟に対応できることが求められる。医療人となる皆さんは，生涯にわたって医療・福祉の専門職として最新の知識，倫理観，技能，人間力を備えつつ，それぞれの地域において他の専門職や患者とその家族との相互理解を心がけ，協力し，研鑽・努力していくことが必要となる。

1．医療福祉の専門職の役割[1]

　学生の皆さんが目指す専門職とは何か，まず考えてみよう，医療福祉の専門職の条件として　長期的な訓練，教育を受け，専門的な知識・技術を身につけ，資格試験に合格し，職業人として奉仕や援助へ気持ち，職務への誠実さと倫理観を有していること，自らを律する自律性を有していることがあげられる。職業人として自らの役割を果たすために，常日頃，専門知識のアップデートを心がけ，研鑽を続けることが不可欠である。

2．医療人底力教育での学び

　医療人底力教育は，医療福祉の総合大学として鈴鹿医療大学の特色ある初年次教育チーム医療教育として位置づけられている。医療人底力教育では，全学科の1年生の学生が一つのキャンパスに集い，学部，学科の枠を超えた学科混成のクラスで，医療人として社会で自立するために共通に必要な汎用的技能や態度，他者とのかかわり方，協働の在り方やボランティア精神について共に学ぶ。

　本教科書に記載されている「医療人底力実践」では，学科混成の小グループで，社会で自立し，活躍するために必要な汎用的技能や態度を，体験学習や課題探究型学習（アクティブ・ラーニング）などへの参加・学修により，自ら行動して学んでいく。また，教育目標のチーム医療の担い手としての人材の育成を目的とし，多様な職種の人々からなるチーム医療が良好に機能するための土台・基盤となる知識・技能・態度を学ぶ。

3．医療人底力の目指す底力とは

1）前に踏み出す力

医療福祉の専門職にとって，他者の苦しみや痛みに向き合う姿勢が重要である。

大学においても自分の能力を最大限に発揮し，他者と協力しながら「主体的」「能動的」「積極的」になり問題を解決していく力を，職務体験を通じて身につける必要がある。本コースでは，医療福祉の担い手として一歩踏み出し，課題を解決する力の育成を目指している。

2）考え抜く力

医療福祉の現場では様々な想定外の困難に直面することもあろう。すぐには解決が難しい事態に遭遇した時，いったい自分には何ができるか，何をしてはならないのかを考え抜くことが重要である。豊かな応用力，柔軟な発想力が何より必要となる。医療人底力教育では，そのような考え抜く力を身につけることを目指している。

3）感じ取る力

医療現場において，患者やその家族の感情や価値観，周囲の状況などを瞬時に把握し，感じ取ることが求められる，五感を活性化し，患者，家族の苦しみ，痛みを自分の苦しみとして理解し，相手を観察し，共感する感受性を身につけることが重要である。大学生活においても社会においても感受性を高め，的確に状況を把握し，迅速な対応ができる力を身につけることを目指している。

4）コミュニケーション力

患者，家族は苦しみや痛みを抱えながら，うまく自分の思いや価値観，希望を伝えられないことも少なくない。医療福祉の専門職にとって患者に寄り添い，患者の思いや価値観，痛みを聞き取るコミュニケーション技術，態度，人間力を身につけることが求められる。さらに自職種も含めた他職種，他者との意思の疎通のコミュニケーションなど，医療福祉の専門職としてコミュニケーション能力が必要である。自分だけでは，解決が難しいことでも他の専門性を持った他者と相談，協働することで解決することができる。自分の考えや価値観，他者の意見，価値観を尊重するアサーションを実践し，他者の意見を積極的に傾聴することで関係者とのよりよい関係性を築くことを目指している。

医療人底力での実践のすすめ

1つの目的，目標に向けて，多様な価値観，異なるバックグランドを有する人が協力することの意味や意義，楽しさを理解してほしい。また，実践したことを言語化し，振り返り，他者と共感し，認識を分かち合うことでより深い理解につながる。事前の課題や教科書，資料を読むなどの準備を行うことにより，あなたの将来の医療人としての底力となる。自分の専門性を生かし，他者へ自分の知識を教え，伝えること，また学部，学科の枠を超えた教職員，友人とつながりをもち，他者から多くのことを学んでほしい。そのために底力教育では多くの教職員があなた方をサポートする。

目　次

第1部　医療人の底力実践

第1章　医療人底力実践（体験プログラム）＝医療人として実践すべき技術，態度を学ぶ

第2章　医療人底力実践（発展プログラム）＝チームで学び，成果を得る喜び，意義を知る

第2部　多職種連携・チーム医療実践

第1章　多職種連携教育・チーム医療教育の全体像

第2章　各科目の目的と内容

第1部
医療人の底力実践

第 1 講

患者，家族，多職種との信頼関係を築くうえで接遇，マナーの重要性

「マナーは身についているから特に学ぶ必要はない」と思われがちだが，皆さんが目指す医療人には仕事を進める上で非常に大切なものである。人と接するうえで相手に不快な思いをさせないために身だしなみや言葉遣いなどのマナーがあるわけだが，就く職種によって求められるところは様々である。例えば美容師では自身が見本であるため，それを踏まえて明るい髪色や流行りのファッションを取り入れている。現代の流行を取り入れた綺麗で格好良い姿は「こんな風になりたい」と客の憧れになり様々な会話を通して客が望むものを創りだし，それが信頼へと繋がる。

医療人の場合"人と関わる"という点では同じだが，精神・身体的に苦痛を伴っている患者や家族と接する面で，求められているものが一般的なサービス業と大きく異なる。「心身の苦痛を理解してくれるか」や「話を親身になって聞いてくれるか」，また「この人達に自分の命や家族の命を預けていいのか」という視点で常に見られる。相手が何かを話しているときは相槌をうちながら聴き，何かを伝えるときには聞き取りやすいようゆっくりはっきり伝える。清潔感や言葉遣いは勿論，その患者や家族の状態に応じた柔軟な関わりができることを当然のように求められる。その関わりの中で患者や家族が発した言動が，今後の治療に多大な影響を与えるヒントとなるかもしれない。そのためにも限られた時間の中で，いかに良い関係性を作ることができるかが問われてくる。

サービス業全般に言えることだが，相手の立場に立ち相手の目線で物事を考えることが接遇の基本となる。その基本を大切にし，医療人に求められる接遇とは何かを十分に考えることが重要である。また「チーム医療」を実施するにあたり，多職種との連携が欠かせず，質の高い医療を提供するには必要不可欠である。患者や家族を支えるという役割は同じでも，業務の内容が全く異なる。より強い連携をはかるためにも，他のスタッフの立場を尊重しお互いが信頼をし合える関係性を作ることも重要である。

「信頼関係」とは日常から作り上げられるものであり，ささやかな気配りの積み重ねである。その信頼関係が大きく強い力を生み出し，プロフェッショナル集団として患者や家族に良い医療の提供ができる。学生時代に，患者や家族，多職種との信頼関係を強くするための接遇や言葉遣いなど身に付けられるよう実践してみよう。

行動目標
①医療人に必要な接遇・敬語・マナーの基礎知識が説明できる。
②医療人に必要なマナーを習得し実践できる。
③患者，家族，多職種との信頼関係を築くうえで接遇，マナーの重要性について説明できる。

① 接遇

　接遇とは，「応接処遇」の略で "もてなす" という意味であり，医療人にとって最も重要なものの1つである。これは，患者様（さん）や利用者の方に気持ち良く診療を受けていただくのに欠かせないもので，技術を高めると同時に身に付くというものではなく，1人ひとりの意識と相手を感じる力が必要となる。接遇に重要な「接遇の5原則（身だしなみ，挨拶，言葉遣い，態度，笑顔）」があり，これらに沿った対応を行うことで，はじめて医療人としての接遇ができる。さらに，医療人は患者様（さん）や利用者の方は1人ひとり違い，それぞれに合った "オーダーメードの接遇" が求められる。
☑チェック確認をしてみよう。

1.1　身だしなみ

表1-1　身だしなみ（人に清潔感を与えることは信頼感にもつながる）

身だしなみの心得
☐　男性：ぼさぼさな髪型を避け，さっぱりした短髪に。 ☐　女性：長髪は後ろで目立たないゴムにて束ねるかアップにすること。 　　（頭を下げたとき長い髪が垂れないか）
☐　髪を不自然な色に染めない。
☐　フケが肩などに見えないようにすること。
☐　不快な口臭体臭がないかの注意を払うこと。
☐　喫煙厳禁　タバコ臭厳禁。
☐　男性：ヒゲは厳禁。☐女性：華美な化粧でないこと。
☐　指輪，ピアスなどのアクセサリー，マニキュア，香水はつけないこと。
☐　爪は短く切り清潔に保つこと（相手の皮膚を傷つけたり，感染につながる）。
☐　襟や袖口の汚れやしわのない洗濯済みのもので，清潔であること。

スーツ	
男性	女性
☐　スーツの色は紺色がおすすめ。	☐　色は同様，スカート丈は膝程度。
☐　ワイシャツ（白の無地） ☐　上ボタンまでとめる。	☐　シャツはオープンカラー， 　　ボウタイプなど（白の無地）。
☐　ネクタイは青色系が定番。 　　柄は小さくストライプ推奨。	☐　肌着は目立たない色を着用。
☐　靴下は黒，茶色などの無地なもの 　　着用（スニーカーソックス厳禁）。	☐　ストッキングはナチュラルなもの 　　（素足，網タイツは不可）。 　　靴下の場合は男性同様。
☐　靴はシンプルな革靴。	☐　ヒールは3〜5cmのものがよい。

ユニフォーム（白衣, ケイシ）：実習中
□　ボタンをきちんととめ，名札をつけて着用していること。
□　ポケットの中のものに配慮する（落ちたり，飛び出したりしないように注意）。
□　ケイシの下には白で無地のTシャツ，タンクトップ等を着用すること。
□　靴下は白，黒，茶色などの無地なものを着用すること（スニーカーソックスは厳禁）。 　　ストッキングはナチュラルなもの（素足，網タイツは不可）。
□　ナースシューズ，白系のスニーカー，底がゴムで音のしない靴。
□　病院建物内では私物の携帯電話，PHSなどの電源は切っておくこと。
□　実習中の行き来の服装：ジーパン禁止。ミニスカート不可。スリッパ禁止。

＊病院内では白衣を着用している見学者も "先生" として見られている。注意を。

1.2　挨拶

　挨拶は人と対面したときや別れる場合などに行う。挨拶は先手必勝であり，先に行うことで相手の気持ちをつかみ取ることができる。言おうかどうか迷って後で後悔したことはないだろうか。挨拶をすることによって相手にあなた自身をアピールでき，相手も気持ち良い。ぜひ，誰と出会っても，学校・実習施設内外でも，"まず，自分から" 明るく笑顔で挨拶をしてみよう。挨拶の言葉は次の通りである。

□　「おはようございます」―　朝の挨拶
□　「こんにちは」　　　　―　午前～業務時間内の挨拶
□　「お先に失礼します」　―　帰るときの挨拶

＊注意：語尾を不自然に伸ばさない（「は～い」「おはようございま～す」など）。

□　「ありがとうございます」―　感謝の言葉（明るいトーン）
□　「申し訳ございません」　―　お詫びの言葉（低いトーン）

＊注意：「すみません」という言葉は，感謝やお詫びの両方の意味で使われる。しかし，気持ちが伝わるとされるのは，感謝は「ありがとうございます」お詫びは「申し訳ございません」の言葉とされている。日頃から使い分ける習慣をつけよう。

1.3　言葉遣い，態度，笑顔

　患者様（さん）や利用者の方の中には病状に関わらず不安を持たれて訪れる方が多い。その中で，医療人は少しでも安心感を提供する必要がある。言葉は些細な一言で傷つけたり，ホッとさせたりするものである。気持ちよく診療などを受けていただくために日頃から意識して心のこもった言葉遣いや態度，そして，笑顔を心掛ける必要がある。☑チェック確認をしてみよう。

□　正しい発音，敬語で話す（後述の "敬語" を参照）。
□　専門用語の使用は避け，できるだけわかりやすい言葉を使う。
□　明るくハッキリした言葉で強弱を付け，語尾まできちんと話す。

□　相手が聞き取りやすいスピードで「間」を入れながら話す。

□　TPO（Time：時間，Place：場所，Occasion：場合）に応じた表情コントロール。

□　背筋を伸ばし，身体ごと相手に向ける。

□　まっすぐ相手を見てアイコンタクトを取りながら話す。

　　（長時間見つめると圧迫感を与えてしまうので注意）。

□　話を聴くときは，相槌のタイミングで目線を合わせる。

□　目が笑っている。

□　口角（口の両端）が上がっている。

実践してみよう（1）【自己紹介】

　接遇の基本の序章として，まずは自分の思いを相手に伝えてみよう。自己紹介とは自分を相手に伝えることであり，相手のことを考えず自己満足で終わっては意味がない。第1印象は初めの3秒が大きく関わると言われる。相手への敬意と自分を知ってもらうために以下のことに気を付けて実践してみよう。

　1）好印象を与えるポイント

　　・背筋を伸ばす。　　・笑顔（口角を上げる）。　　・相手の目を見る（下を向かない）。

　　・相手が聞き取りやすいスピードで，強弱を付け，語尾まできちんと話す。

　2）　内容と実践

　まずは，自己紹介文を次の内容にそって作ってみよう。そして，1）のポイントを抑えながら実際に自己紹介をしてみよう。

　①挨拶（まず"笑顔"，そして呼びかけの挨拶を。）

　　「（一呼吸おいて）　こんにちは，はじめまして」

　②名前（大きな声でハキハキと。）

　　「○○大学　○○学部　○○学科　○年の鈴鹿太郎と申します。」

　③印象付けるエピソード（印象に残るようなエピソードを加える。）

　　趣味や興味のことなど，単に「高校生のときに野球部でした。」だけではなく，一歩踏み込んで（100文字程度）まとめよう。否定的なことは入れないこと。

　　--

　　--

　　--

　④結び（語尾まではっきりと伝える。）　→　「よろしくお願い致します。」

---

② 敬語

　敬語とは「敬意を表す表現」とされており，社会人には礼儀として敬語表現が必要不可欠となる。敬語をうまく使うには，日々の生活においてしっかりと話していく必要がある。また，就職や見学の際に送る礼状などもここで取り扱う。

2.1 敬語の使い方

表1-2 敬語の種類

基本動詞	丁寧語	尊敬語	謙譲語
友人に使う	聞き手に失礼がないように話す丁寧な表現	相手を高めて敬意を示す	自分や身内を低めて相手に敬意を示す
思う	思います	お思いになる	存じる
する	します	なさる	いたす
言う	言います	おっしゃる	申す　申し上げる
いる	います	いらっしゃる	おる
		おいでになる	
		お見えになる	
来る	来ます	おいでになる	参る
		お越しになる	
		お見えになる	
行く	行きます	いらっしゃる	うかがう　参る
食べる	食べます	召し上がる	頂戴する　頂く
もらう	もらいます	お受け取りになる	頂戴する　頂く
見る	見ます	ご覧になる	拝見する
聞く	聞きます	お聞きになる	拝聴する　伺う
		↑相手のことに使う	↑自分のことに使う

＊注意したい敬語として二重敬語がある。例えば，尊敬語の「おっしゃる」などに「～られる」と付けて「おっしゃられる」のように敬語を2重に使うのは不適であり，失礼になる。[誤：先生がおっしゃられました。→正：先生がおっしゃいました。]

表1-3 敬称の付け方

宛先	敬称	例
個人	様，先生	鈴鹿太郎様
個人名の付いた職名	様，殿	鈴鹿花子課長
病院・会社・学校などの団体	御中	○○病院　御中，○○大学学生課御中
複数	各位	委員各位

表1-4　主な会話フレーズ

意味	接遇用語
一人称（ぼくわたし）	「わたくし」
自分の会社，上司	「わたくしども」「部長の○○」
相手の会社，病院，上司	会社→「貴社（記述時）」「御社（会話時）」，病院→「貴院」「御院」，医療法人○○会→「貴会」，「○○様」
あいさつする	「いつもお世話になっております」「ご無沙汰いたしております」「お待たせいたしました」
承知する，了解する	「かしこまりました」「承知いたしました」「承りました」
感謝する	「非常にありがたく存じます」「恐れ入ります」
謝罪する	「申し訳ございません」「失礼いたしました」「ご迷惑をおかけしました」
依頼する	「恐れ入りますが…していただけませんか」
質問する	「少々お伺いしたいことがあるのですが…」
断る	「いたしかねます」
時間をいただく	「少々お時間をいただけますでしょうか」「今，お話ししてもよろしいでしょうか」
お願いをする	「ご配慮願えませんでしょうか」
気配り・配慮	「恐れ入りますが」「申し訳ございませんが」「お手数ですが」「よろしければ」「お忙しいところ，大変恐縮ですが」

実践してみよう（2）【研究室に伺い，先生に質問するときの会話を考える】

　1）3度軽くノックする。「どうぞ」と言われたら…。

　2）部屋に入り，一礼し，名乗る。

　　「失礼します。○○学科　○年　の　○○○○　と申します。」

　3）表1-3　会話フレーズを用いて質問する。

　　①気配り・配慮　⇒ _____

　　②時間をいただく⇒ _____

　　③質問する　　　⇒ _____

　4）結び（語尾まではっきりと伝える），相手の方を見て一礼。

　　「ありがとうございました。失礼しました。」

（北岡ひとみ・橋本　典子・中舎　幸司）

2.2　メールの書き方

　病院見学や採用試験のお礼など，目上の方にメールを送る機会がとても増える。友達同士で送り合う気軽なメールとは異なり，ルールを守って失礼の内容に作成し送る必要がある。図と見合わせてそれぞれを☑チェック確認してみよう。

　　□　宛先　送る先が間違えていないかしっかりと確認をする

- ☐ 件名　具体的にわかりやすく書く
- ☐ 宛名　必ず相手の病院名（企業名），担当課，担当者の名前を入れる
  診療放射線技師・管理栄養士など技師の方に送る場合は「先生」と書く。
- ☐ 内容　メールにはあいさつ文が不要。用件のみを簡潔に書くこと
  - 例）初めて出すメールの場合　「初めてご連絡申し上げます」
  - 例）見学や説明会のお礼メールの場合　「先日は見学をさせて頂きありがとうございました。」
- ☐ 署名　文末に必ず自分の所属や名前などを明記する
- ＊メールは先方がいつ見るかわからないため，急を要する連絡には不向きである。余裕のある用件の時のみ使用すること
- ＊絵文字・特殊文字は使用しないこと

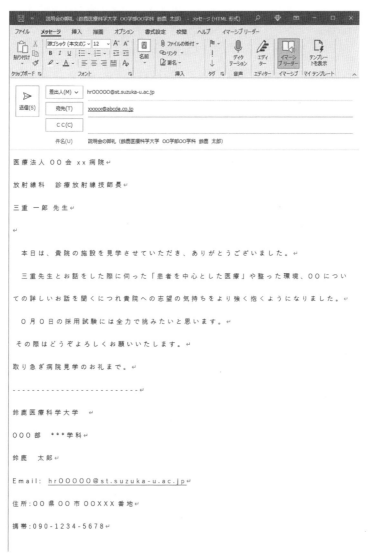

図1　見学の御礼（メール　例）

2.2.1　ネット環境を用いた他人との連絡手段（情報発信）について

　我々がインターネット環境を用いて他人と連絡を取り情報を発信する際に，電子メール（E-mail）以外に「Line」，「Twitter」，「Instagram」，「Zoom」，そして「Facebook」などのSNSを活用できる。種々の情報伝達ツールを有効に使用することで簡便かつ迅速に情報を伝えることが可能である。しかし，多くの選択枝が増えたことにより連絡のためにふさわしいツールかどうかを考慮して使用しなければならなくなった。それぞれにそのツールのマナーがあるが，前述の通り電子メール（E-mail）にも手紙文とは異なるマナーがある。特に，目上の方，またはほぼ面識のない方との初回の連絡にSNSを用いることは不適切であるため，電子メール（E-mail）を用いマナーに配慮した連絡をとるべきである。

2.2.2　大学のOutlook mailを活用しよう

　電子メール（E-mail）には，スマートフォンのメール，自宅インターネット契約しているプロバイダのメール，そして「Yahoo」または「Google」フリーメールなど様々な種類がある。皆さんも有効活用していると思われる。しかし，これらの普段皆さんが活用しているメールアドレスは私的なものであるため，メールアカウントのユーザー名に良い意味に取られない文字が入っていることや（例：chaos，love-具体名，murderなど），記号が多いまたは顔文字になっているものなど（lo-.-ly-.oO@docomo…）を目にすることがある。このようなメールを受信した側は迷惑メールではないかと疑う可能性がある。不用意な誤解を与えないためにも私的なメールアカウントは私用にとどめておくことが望ましい。大学のメールアドレスはユーザー名が学生番号，ドメイン名が本学学生特有のものとなっているため信頼性が高く受信した側も安心感がある。このような理由から本学の大学生として他と連絡を取る際には大学の「Outlook」の使用を推奨する。

2.2.3　情報の漏洩，セキュリティに配慮する

　ネットワーク環境ではPCウイルス，ハッキング，フィッシングなどパソコン内の情報漏洩や自身の情報を破壊されるリスクが常在している。しかもこれらは巧妙かつ多岐に渡り，被害を受けると大きなトラブルに発展することがあるため，我々は常にその対策を講じなければならない。

　ウイルス，ハッキング対策を講じることは，日頃メールでやりとりしている相手の情報を漏洩しないためにも極めて重要である。具体的な対策にはテキスト形式でメールを開くようにする。添付ファイルのデータを開く際には確認し不用意に添付ファイルは開かないようにする。そして，メールに記載されているURLは信頼できるもの以外は直接アクセスしない等の意識を日頃から高く持つことが必要である。また，学内にはインターネットセキュリティ対策ツールが用意されている。対策ツールは情報処理センターのサイトからインストールすることが可能であり積極的に活用してほしい。

2.2.4　メール送信機能のCc，Bccを活用する。

　メールの送信には「宛先」以外に複数の相手にメールを送信できる「Cc」（カーボンコピー）機能と「Bcc」（ブラインドカーボンコピー）の機能がある。便利な機能であるためぜひ活用いただきたい。「Cc」（カーボンコピー），「Bcc」（ブラインドカーボンコピー）はいずれも「宛先」以外の複数の相手にメールを送信する機能である。それぞれの使い方について以下に解説する。

　「Cc」（カーボンコピー）は，送信したメールに対して応答してもらう必要が無いが，送信内容を

把握しておいてほしい相手に送るときなどに使用する。具体例を挙げると，学内で研究指導者の先生に実験内容のメールを送信する時に，同じ研究室グループのメンバーにもその内容を把握してほしい場合などが該当する。「Cc」（カーボンコピー）はメール送信した相手すべてのメールアドレスが通知されるため注意が必要となる。

　次に「Bcc」（ブラインドカーボンコピー）は，複数の相手にメールを送信することはCc（カーボンコピー）と同じであるが，メール送信した相手のメールアドレスが通知されないため，学外や研究室外あるいは一般の方を相手に研究会，学会，講演会などの催し物の案内を送信する際などに活用できる。具体的な使用方法は，「宛先」に送信者（自分）のメールアドレスを入力し，連絡を取りたい相手すべてのメールアドレスを「Bcc」（ブラインドカーボンコピー）欄に入力すればよい。

（中俣　孝昭・三浦　英和）

③ マナー

　マナーは社会の基本的な常識であり，心得ているか否かで、相手に与える印象が大きく変わり，自身の社会的評価も変わってしまう。大学生として，それぞれを☑チェックしながら，自分自身を見直していこう。

3.1　一般的なマナー

（1）お辞儀
　お辞儀は相手に気持ちを伝える目に見える表現方法であり，日常から正しく基本を身に付ける必要がある。

（a）お辞儀の種類

☐　会釈（軽いお辞儀）　　　　：人とのすれ違い，朝夕の挨拶など
　　　　　　　　　　　　　　　角度15度⇒目線約3.0m先（相手のウエストあたり）

☐　敬礼（一般的なお辞儀）　　：お客様（患者様（さん）や利用者の方）の出迎え，
　　　　　　　　　　　　　　　上司への挨拶など
　　　　　　　　　　　　　　　角度30度⇒目線約2.0m先（相手の膝あたり）

☐　最敬礼（最も丁寧なお辞儀）：お礼を言うときや謝罪をするときなど
　　　　　　　　　　　　　　　角度45度⇒目線約1.0m先（相手のつま先あたり）

（b）お辞儀の手順

☐　立ち止まって視線を合わせる。

☐　挨拶する。

☐　頭の後ろから背筋が一直線になるように意識して頭をさげ，ゆっくりあげる。
　　（かかとをつけ，男性：ズボンの脇線に添える。女性：両手を前で組む。）

☐　もう一度，視線をあわせる。

＊注意：首だけのお辞儀や相手の顔を見ないお辞儀は厳禁。

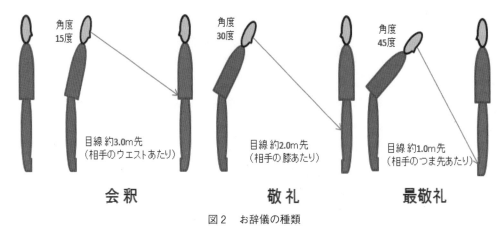

会釈   敬礼   最敬礼

図2　お辞儀の種類

（2）立ち方，歩き方，座り方

　だらだらした動作は，周りから見てやる気のない印象につながってしまう。確認してみよう。

（a）立ち方

☐　肩の力を抜いて背筋を伸ばす。

☐　両足のかかとをつけ，つま先は少し開く。

☐　手を男性はズボンの脇線に添え，女性は両手を前で組む。

（b）歩き方

☐　顎を引き，背筋を伸ばし，目線はまっすぐ前を見る。

☐　両腕は軽く前後に振る。

（c）座り方

☐　深く腰をかけ，背筋を伸ばす。

☐　背もたれと背中の間はこぶし1つ分あける（もたれない）。

☐　男性は軽く足を開き，両手を太ももにのせる（手を軽く握っても良い）。

☐　女性は両膝を付けて足をまっすぐに揃え，両手は太ももの上で重ねる。

3.2　社会人，医療人を目指す学生としての基本的マナー《要チェック》

　これから皆さんが行う学内実習や臨床実習も含め，将来，医療人として病院福祉施設や企業に就職する基礎となる。見学は清潔な白衣を着用し，病院内で決められている諸規則を守り，医療・福祉大学の学生であることを常に自覚していることが必要となる。以下の内容をチェックしよう。

☐　授業は開始5分前，実習や仕事は始業15分前には準備を完了していること。

　　（急に遅刻するときは，始業時刻前に謝罪と事情の説明の連絡をすること。）

☐　勝手に外出しない。

☐　実習中，仕事中，携帯電話はマナーモード，病院，介護施設内などでは電源OFFに。

☐　使った物は指定の場所へ戻す（学校内，病院内の備品は個人のものではない）。

☐　通路の邪魔にならぬように常に周りに気を配ること。

☐　独断で行わないこと。

☐ 移動の際は私語を慎み，速やかに移動すること（廊下は横一列で歩かない）。

☐ 清潔を心がける（手洗いは徹底すること。積極的に清掃，整理整頓を行うこと。）

☐ 患者様（さん）への気遣いといたわりに心掛ける。

　例えば，廊下等での，患者さんとのすれ違いでは，自分の方が避ける。

☐ 患者様（さん）のプライバシーの侵害となるような行為は行わないこと（守秘義務）。

☐ 先生など相手の話を聞く姿勢

　☐ 背筋を伸ばして顔を上げ，体ごと相手のほうを向くこと（下を向かないこと）。

　☐ 足組みや腕組み，肘をついたり，膝を大きく開きすぎて聞かないこと。

　☐ 指示は最後まで聞き，質問はまとめて最後に。

　☐ 5W1H［Who（誰），What（何を），How（どのように）When（いつまでに），Where（どこで），Why（なぜ）］を意識して，必ずメモをとる。

　☐ 話し手を見て，タイミングよくうなずき相槌を入れる。

　　（何の反応もしないと相手は聞いているのか不安になる。）

　☐ 実習中でもすぐにメモをとる準備，文献などで調べる用意が出来ていること。

　☐ 注意，忠告，助言は，耳を傾けて聴き，自分のこととして受けとめる姿勢をもつ。我々の行為，行動，言動が患者様（さん）の安全や回復に影響，生命の危機へ結びつくこともある。実習で同じ注意を2度受けないように自覚して行動すること。

3.3　ビジネスマナー

　ビジネスマナーの主なものとして，ここでは電話の応対，名刺交換の手順と「ホウレンソウ（報告・連絡・相談）」について取り扱う。☑チェック確認をしてみよう。

表1-5　基本の電話の受け方，伝言の仕方

手順		例
□ ①	常にそばにメモと筆記用具を準備する。	
□ ②	電話が鳴ったらすぐに受話器を取る（電話のコールは3回まで）。コールが4回以上鳴ってから取ったときには「お待たせしました」のひと言を添える。	
□ ③	第一声は「はい」と答えてから，所属名，氏名を名乗る（もしもしは不要）。	「はい，△△病院○○科の鈴木でございます。」
□ ④	相手の 所属・肩書き・氏名は，正確に確認する（あいまいにしない）。	「☆☆病院○○科の佐藤様でいらっしゃいますね。」
□ ⑤	相手に合った挨拶をする。	「いつもお世話になっております」
□ ⑥	名指し人の名前を確認し，取り次ぐ。	「山田でございますね。かしこまりました。少々お待ちください」
〈不在の場合〉		
□ ⑦	用件のメモをとり，5W1H ［Who（誰），What（何を），How（どのように），When（いつまでに），Where（どこで），Why（なぜ）］で確認，復唱してミスを防ぐ。	
□ ⑧	相手の連絡先を確認（電話番号，かけなおしの時間帯など）し，復唱する。	「かしこまりました。念のためご連絡先を教えて頂けますか。」「000-000-0000，☆☆病院の佐藤様でいらっしゃいますね。」「お電話いただきました旨，山田に申し伝えます。○○科の鈴木が承りました。」
□ ⑨相手が電話を切ったことを確認，受話器を置く。		

表1-6　基本の電話のかけ方

手順		例
☐	① 相手の状況への配慮を確認する（昼食時や退社時は避ける。病院については週明けや午前中は忙しいため避ける）。	
☐	② かける前に相手の肩書きや所属・氏名，伝える内容を整理しメモを準備する。	
〈かける〉		
☐	③ 相手に合った挨拶をする。	「いつもお世話になっております」or「はじめまして」
☐	④ 自分の所属・氏名を　ゆっくり伝える。	「わたくし，△△大学○○学部の鈴木と申します」
☐	⑤ 取り次ぎを頼む。	「恐れ入りますが，☆☆病院○○科の佐藤様はいらっしゃいますでしょうか？」
☐	⑥ もう一度名乗る。	「いつもお世話になっております。」or「はじめまして」「わたくし，△△大学○○学部の鈴木と申します」
☐	⑦ 相手の都合を確認する。	「お忙しいところ失礼いたします。今，お話ししてもよろしいでしょうか」
☐	⑧ 用件は5W1H［Who, What, How, When, Where, Why］を意識し，結論から簡潔に話す。	
☐	⑨ 要点を復唱する。	
☐	⑩ 相手に合った挨拶をする。	「お忙しいところ，ありがとうございました。失礼いたします。」
☐	⑪ 受話器は静かに置く（指でフックを押さえる）。	
☐	＊伝言を頼んだときは，頼んだ人の名前を必ず聞いておく。	

表1-7　名刺交換

手順		例
□ ①	準備：名刺入れと名刺の枚数を確認する（ズボンのポケットに入れるのは厳禁）。	
□ ②	向かい合って立ち，目を見て挨拶をする。	「はじめまして」「お待ちしておりました」
□ ③	名刺を相手に読みやすい向きに右手で差し出し左手を添える。	
□ ④	名乗る。	「わたくし，△△病院○○部の鈴木と申します」
□ ⑤	会釈しながら相手の胸の高さに名刺を差し出す（名前に指がかからないよう名刺の端を持つ）。	
□ ⑥	挨拶をする。	「よろしくお願いいたします。」
□ ⑦	相手の名刺を受取る。	「頂戴いたします」「頂きます」
□ ⑧	名前を確認し挨拶する。	「佐藤様でいらっしゃいますね。よろしくお願いいたします。」
□ ⑨	受け取った名刺は名刺入れの上に重ねて持ち，着席したらテーブルの上に置く。	
□ ⑩	話が終わって退席する際に名刺入れに入れ持ち帰る。	
□	＊名刺の同時交換の場合は，お互いに自分の名刺を右手で相手の名刺入れの上に乗せ合い，相手の名刺がのっている自分の名刺入れを両手で自分側に引く。相手が複数いる場合は，相手の席次と同じ順番で並べて置く。	

（3）名刺交換

　就職後は，名刺を通して初対面の挨拶をすることがある。名刺は相手や自分を表す大切なものであり，名刺の受け渡しは丁寧に行う必要がある。

（4）ホウレンソウ

　医療人として，スムーズに仕事をこなすには，「報告・連絡・相談」は欠かせない。また，現在多くの病院で取り入れられている「リスクマネージメント」というものがある。これは，アクシデント（事故）を起こす前にインシデントでとめるためヒヤリとしたことやハッとしたこと（ヒヤリ・ハット）を全員で共有するものである。これは，起こした本人が問題ということではなく，なぜそのようなことが起こったのかの原因を追究し，改善していくものである。私達は，チーム医療を円滑に進め質の高い医療を提供するため，基本的な「ホウレンソウ」を実践していく必要がある。

（a）報告

□　相談相手の都合を聞く。

□　結論を先に「結論→経過・理由→自分の意見」。

□　全体を述べてから詳細部分を話す。

□　こまめに報告する（異常がないことも口頭で「異常なし」の旨を報告する）。

（b）連絡

□　早めの連絡を心掛ける（状況を把握しておくこと）。

□　言葉の省略には注意する。

（c）相談

□　相談相手の都合を聞く。

□　相談内容は整理して臨む（５Ｗ１Ｈ）。

　　[Who（誰），What（何を），How（どのように），When（いつまでに），Where（どこで），
　　Why（なぜ）]

□　自分１人で問題を抱え込まない。

　　手に負えないミスをしたらすぐに報告（手遅れになってからの相談では損失が大きい）。実習中においても誤って物品の破損や紛失など万一事故が発生した場合は，対処の方法によっては被害を最小限にすることができるので，隠さずに速やかに報告すること。

□　報告とお礼を言う。

> 実践してみよう（３）【電話の応対と名刺交換】
> 　表1-5，表1-6，表1-7　を参考に電話の応対と名刺交換を実際にしてみよう。

まとめ

　はじめに記載したように「信頼関係」とは日常から日々作り上げられるものである。その信頼関係にはマナーが最重要項目となる。患者やその家族の信頼を得るには日ごろから医療人マナーを遵守し，ささやかな気配りの積み重ねで得られるものであり，信頼関係が得られなければ患者やその家族が納得する満足度の高い医療を提供することができない。また病院スタッフとの信頼関係も同様である。同科の上司や後輩に対するマナー，さらに他職種スタッフに対するマナーを行うことでスタッフ間の信頼関係を得ることができ，そこではじめてチーム医療が行える。このように患者，家族，病院スタッフとの信頼関係を築き，質の高い医療を提供するうえでマナーの重要度は極めて高い。マナーというのは普段から使用していなければ，いざ必要なときに正しいマナーを発揮することができない。さらにマナーを正しく使用せずにいると患者，家族，病院スタッフとの信頼関係が崩れ，修復も非常に難しくなり，質の高い医療を提供できない。このようにマナーは医療人にとって欠かせないものである。

　この章で紹介した医療人に必要なマナーを勉強し，学生の間にこれらのマナーを習得し，今後医療人となった際に，信頼の厚い医療人として活躍できることを期待する。

参考文献

1）村田正弘；「早期体験学習ガイドブック」，ネオメディカル，2007

2）中川美恵子；「図解ビジネスマナーの教科書」，ナツメ社，2008

3）ANAラーニング；「ビジネスマナーの基本講座」，成美堂出版，2007

4）ビジネス能力検定研究会；「要点と演習ビジネス能力検定３級」，実教出版，2000

5）深津　博；「患者と医療サービス」，日本医療企画，2010

（北岡ひとみ・橋本　典子・中舎　幸司）

第 ② 講

コミュニケーションの基礎Ⅰ：
伝えることと伝わること

　人魚姫と聞くとどんな姿を思い浮かべるであろうか。おそらく，上半身が人間で，下半身は魚の形をした女性を思い浮かべることであろう。ところが，アンデルセンの故郷コペンハーゲンにある人魚像にはちゃんと足が2本ある。しかし，われわれが人魚姫として教え伝えられてきたのはウォルト・ディズニーで描かれてきたような半魚人であり，足のある姿ではない。なぜ本家の姿が正しく伝えられてこなかったのであろうか。

　この人魚姫のケースのように，人に何かを「伝える」という行為には必ずといっていいほど誤解が起きる。この誤解を生み出す心理要因をバイアス（bias）と呼ぶ。いったんバイアスが発生すると，どんなに正しく情報を伝えようとしても，それを受け取った者の側では情報が誤って受け取られやすくなる。それは，情報を伝える送り手が正確に情報を伝えきれていないことに起因する場合もあれば，情報をもらう受け手側の問題に起因する場合もある。先の人魚姫のケースでは，人魚と聞いて身体の一部が魚であるに違いないと信じ込んだ情報の受け手が，その独善的な解釈にそって人魚の姿を伝播させ，これが現代でいうウォルト・ディズニーの半魚人のイメージを創り上げていったと思われる。

　さて，この真偽はともかくとして，われわれの生活は情報をやり取りする場面であふれている。学校や職場で誰かとおしゃべりをする，友だちにLINEを送る，インターネット上でニュースを見る，などはその典型例であろう。これらはすべてコミュニケーションの一形態であり，その主たる目的は情報収拾という点にあるが，そこでは情報がうまく共有される場合もあれば，人魚姫のケースのように情報がしばしば誤解されて伝わる場合もある。こうしたことはなぜ起きるのであろうか。ここでは，とくに対人場面におけるコミュニケーションという観点で，人に伝えるとはどういうことかを見ていく。

行動目標
①よい聴き手となるために，相手の話を真剣に聴くことができる。
②よい話し手となるために，相手の表情を観察しながら，なるべく誰もが分かる言葉で話すことができる。
③医療人としてのコミュニケーション能力とは何かを考えることができる。
④自分をより深く理解することができる。（自己理解）（自己開示）

① コミュニケーションの基本枠組み

　コミュニケーションの成立過程とはどのようなものであろうか。コミュニケーションとはそもそも，現象ではなく人の行動を指して用いる単語である。コミュニケーションを「とる」とは表現するが，

コミュニケーションが「ある」とは言わないであろう。この節では，コミュニケーションという行動を検討するにあたり，その基本的な枠組みを素描する。

1.1　コミュニケーション・モデル

　コミュニケーション場面に含まれる基本的な要素は6つある。第1に情報を発信する「送り手」，第2にその情報を相手が理解できる形に加工する「符号化」，第3に送り手が符号化し表出した「メッセージ」，第4にメッセージを視覚・聴覚・触覚・嗅覚・味覚で伝えたり受けたりする媒体としての「チャンネル」，第5に情報をもらう「受け手」，第6に送られた情報を解釈する「解読」である。

　図1には，コミュニケーション場面におけるこれら要素間の関連性が描かれている。これによると，送り手から受け手にチャンネルを通してメッセージが伝達されている様子が分かるが，ここで重要なのは，コミュニケーションのモデルにおいては情報の流れが想定されているという点である。つまり，一方から他方へ情報が流れているということがコミュニケーションの成立要件として重要だということである（村井，2018）。具体的なコミュニケーションのプロセスを見ていこう。たとえば，送り手が好意を伝えるという場面を考えてみると，好意という気持ちは相手に見せなければ伝わらないので，送り手は笑顔の表情など受け手がそれを理解できる形で符号化し，顔面という視覚的チャンネルを通してメッセージを伝える。そして，受け手もまた，見るという視覚的チャンネルを通して送り手からの笑顔の表情を認識し，この笑顔を「自分に気がある」というふうに解読する。ただし，受け手による解読は，送り手が意図した通りに行われるとは限らない。また，通常のコミュニケーション場面では，送り手と受け手のチャンネルが一致することもめったにない。送り手が笑顔によって好意を伝えている一方で，受け手は相手の声の調子，つまり聴覚というチャンネルを用いて相手からの好意を解読することもある。さらに，どれかひとつのチャンネルを用いて情報をやり取りするというのではなく，笑顔の表情という視覚チャンネルに加え，声の調子や発言内容といった聴覚チャンネルが組み合わさってメッセージがやり取りされる場合もある。

1.2　コミュニケーションの種類

　コミュニケーションという言葉を耳にすると，どうしても「会話」というイメージがつきまとうが，じつはそれだけではない。たとえば，あるカップルの彼女が「あなたなんか大嫌い」と彼氏に向かって発言したとする。これを言葉通りに受け取るとすれば，彼女は別れを決心したと推論することができる。だが，このとき彼女が笑顔という視覚的チャンネルを加えてこの発言をしたらどうだろうか。

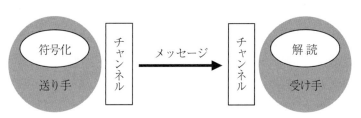

図1　コミュニケーションの基本モデル

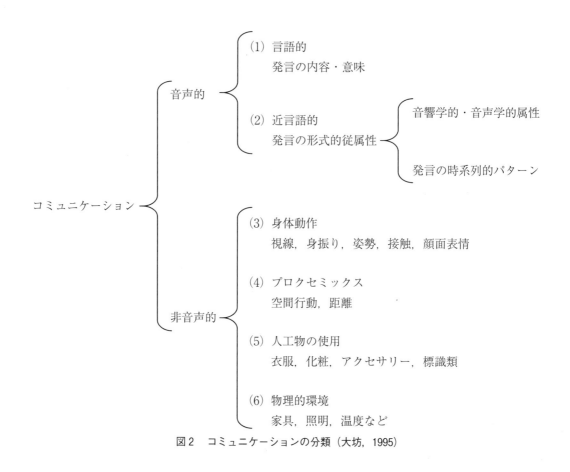

図2　コミュニケーションの分類（大坊, 1995）

やはり別れを決心した行動としてメッセージが解読されるであろうか。むしろ照れ隠しとか愛情表現のひとつとして解読され，彼氏はいっそう彼女に親しみを抱くことはないであろうか。このように，コミュニケーションとは言葉のみで成立するものではなく，顔面の表情といった言葉によらないスタイルもコミュニケーションの成立においては大きな影響力をもっているのである。

　それでは，コミュニケーションのスタイルにはどのようなものがあるだろうか。図2には，コミュニケーションの種類を整理したものが示されている（大坊, 1995）。これによれば，コミュニケーションは音声的なものと非音声的なもののふたつに大別されている。音声的なもののうち，（1）の言語によって意思伝達をするやり方を言語的コミュニケーション（verbal communication），それ以外を非言語的コミュニケーション（nonverbal communication）という。なお，（2）の近言語的なものも（1）の言語的と同じく音声的カテゴリーに含められてはいるが，これは声の調子や流暢さなどで自分の意図を伝えることを主とし，意味内容をともなわない意思伝達方法であることから，非言語的コミュニケーションに区分されている。

　図2を見ると，言語的コミュニケーションは1種類であるのに対し，非言語的コミュニケーションは近言語的，身体動作，プロクセミックス，人工物の使用，物理的環境といった5種類から成り立っていることが分かる。このことは，われわれの行うコミュニケーションが言語によらない部分からかなりの影響を受けていることを示唆している。先ほどのカップルの例において，同じ「大嫌い」という言葉でも，笑顔で告げるかしかめっ面で告げるかによって，メッセージの送り手（彼女）に対する

受け手（彼氏）の印象が大きく異なる可能性を指摘した。つまり，どんな非言語が用いられるかによって，言葉通りに受け取られることもあれば，それとは逆の意味で受け取られることもあるということである。こうした表情による効果は，非言語的コミュニケーションの中でも身体動作に区分されるが，それ以外でも，たとえば「大嫌い」という言葉を優しい口調で伝えたり（近言語的），身体が密着するくらいの距離間で伝えたり（プロクセミックス），目を引く服装で伝えたり（人工物の使用），薄暗いムードのある雰囲気の部屋で伝えたら（物理的環境），きっと受け手としての彼氏は言葉通りには取らないであろう。

1.3　ワークショップ：会話実験

　われわれは言語よりも非言語のコミュニケーションに頼りやすいということを実際に体験してみよう。まず，ペアを組んで会話の話し手と聞き手の役割を決める。役割が決まったら，ふたりで1分間の会話を3回繰り返し行ってもらうが，聞き手役になった人は以下のルールを守ってほしい。最初の1回目の会話では，話し手が何を話してもうなずいたり笑ったり声を出したりせず，じっとして無表情でいるようにする。目線も合わさず，質問もせず，まるで無視しているかのように振る舞うだけとする(コミュニケーション不成立条件)。これに次いで2回目では，話し手が何か話している最中に「はい」とだけ返答し，声の調子を変えたり目線を合わしたり何かのジェスチャーをしたりすることは禁ずる（言語条件）。最後の3回目では，話し手に目線を合わせ，発言されたことに対してうなずいたり表情に出したり音声に出したりすることは許可するが，意味のある発言だけは絶対にしないようにする（非言語条件）。なお，話し手になった人の伝えるテーマは何でもよいが，人生で恥ずかしかったこと，自分の名前を好きかどうか，何歳までに結婚したいか，生まれ変われるとしたら何になりたいか，好きな異性のタイプは何か，自分にとってお金は大切か，などを参考に，会話3回分のテーマをあらかじめ決めておいてほしい。

　さて，どうだろうか。実験を終えて何か気づいたことはないだろうか。同じ1分間という時間でも，それを長く感じた条件はどれだったであろうか。逆に，1分間が短いと感じたのはどの条件だったであろうか。コミュニケーション不成立条件でもっとも1分間が長いと感じるのは納得できるが，コミュニケーションが成立しているはずの残りふたつの条件でも，聞き手も話し手もともに，言語条件では1分が長く感じ，非言語条件ではそれを短く感じたのではないであろうか。これは，言葉で発する内容よりも，言葉にできない気持ちを重視して，われわれはコミュニケーションを行う傾向があることを意味している。言語条件では，言葉だけの返答しかなかったので，話し手はそれが聞き手の理解を表しているかどうか判別しにくく，うわべだけの返答ではないかと猜疑心を抱きやすくなる。また，聞き手もただ一言で返答するだけであるし，会話中の相手の表情も分からないので，話し手の伝えたい内容があまり頭に入ってこない。その結果，コミュニケーションのスムーズさが損なわれ，心理的な時間感覚をお互いに長く感じやすくなるのである。一方の非言語条件では，言葉には表れない部分がコミュニケーションの主体となるため，話し手にとっては表情などから相手の真意を汲み取りやすく，また聞き手にとっても制約の少ない態度（つまり意味のある言葉さえ発言しなければよい）でメッセージを受け取ることができるため，コミュニケーションの障壁となるものが少なく，それゆえ心理的な時間感覚もそう長くは感じない。このように，われわれが行っているコミュニケーションでは，

会話の内容そのものよりも，どんな態度でその会話が行われているかによってコミュニケーションの成立・不成立が左右されているのである。日本では「目は口ほどにものを言う」という内面の心理が視線によく表れるとする慣用表現があるが，これも非言語がコミュニケーション場面においていかに情報伝達力をもっているかを暗示したものだと言えよう。

② 非言語的コミュニケーション

前節では，さまざまなコミュニケーション・スタイルのうちで，非言語的コミュニケーションの重要性について議論した。それでは，非言語的コミュニケーションの機能とその具体的内容にはどのようなものがあるだろうか。

2.1 非言語的コミュニケーションの機能

Argyle（1979）によると，非言語的コミュニケーションのはたらきには以下の5つがあるとされる。第1に，態度の伝達である。相手のことが好きか嫌いかという態度は，表情，視線を合わす頻度，あるいは声の調子などで伝達されやすい。人からじっと見つめられたり会話中に声のトーンが上がったら，自分に対して何らかの感情を抱いていると考えて間違いないであろう。第2の機能には，感情の表出がある。たとえば怒りの表情は，眉間にシワが寄り，口角が下がるのが特徴とされ（Ekman, 2007），こうした顔面の変化からわれわれは「相手が怒っている」と推測するのである。非言語の第3の機能は，会話の統制である。相手に会話を続けさせるか止めさせるかは，聞き手のうなずきや姿勢の変化などである程度コントロールすることができる。それを手がかりに，話し手はこれ以降も話を続けてよいか判断するのである。第4の機能としては，儀式が挙げられる。結婚式で白いドレスを着ることは花嫁以外タブーであるように，儀式場面でどのような服装や振る舞いをするかは，その人物の態度や人格を暗黙裡に伝えるものである。非言語の第5の機能は，自己呈示である。たとえば，魅力的な異性の前では人は幻滅されることをおそれて少食になりやすいが（Pliner & Chaiken, 1990），われわれは話し方や身のこなし方によって自分に関する望ましい情報を相手に伝えようとする傾向がある。

2.2 さまざまな非言語的コミュニケーション

非言語的コミュニケーションには表情や身振り手振りだけではなく，空間特性を含むものや直接身体に触れるものもある。それらの種類と特徴を整理すると，以下のようになる。

表情 非言語的コミュニケーションの中でもとくに多くの情報量を含むのは，人間の表情である。前節でも触れた通り，表情というのは多彩な感情を表現することが可能で，即座にそのまま自分の気持ちが伝わりやすいという特徴がある。興味深いことに，感情を示す表情については文化を超えて共通性があるとされる。このことを裏づける実験がEkman & Friesen（1975）によって行われている。彼らは，感情を表出したいくつかの写真を様々な文化圏の人たちに見せ，その写真が特定の感情を表す単語とどのくらい一致しているかたずねた。その結果，異なる文化であってもかなりの程度，基本

的な感情と表情の対応関係は一致していることが明らかとなった。つまり，笑顔の顔写真を見せれば
どの文化圏の人もその表情を笑っているととらえ，怒りの顔写真を見せればどの文化圏でもその表情
から怒っていると推測したのである。表情が文化的に普遍的な理由として，Ekmanらによると，感
情に連動した表情筋の動きがはるか太古の昔から生存上の意味をもった適応的な動きとして機能して
いたからだと解釈されている。

　対人距離　情報交換を行う2者間の物理的距離による影響も，意思伝達を行う上では多くの情報が
含まれている。たとえば，電車の中で誰かがとなりに座ってきたら，多少なりとも違和感を覚えるこ
とはないだろうか。このように，自分の身体の周辺空間を自分のテリトリーだと考え，物理的距離が
心理的距離と結びつけられる空間のことを，対人距離（interpersonal distance）と言う（Hall,
1966）。これは，コミュニケーションを行う人物を中心とし，そこからの距離に応じて4つに領域が
分けられている。

　まず，半径50cmくらいの円の中のスペースは親密距離（intimate distance）と呼ばれ，これだけ接
近できるのは恋人や家族などごく親しい人に限られている。電車で隣に座ってきた人に違和感を覚え
るのも，その人物がこのテリトリーに入ることが許されない見知らぬ他者だからそう感じるのである。
したがって，ある人が自分に好意をもっているか知りたいならば，あえてこのテリトリーに踏み込ん
でみるのもよいであろう。そこに入っても相手が嫌な顔をしないなら，相手から受け入れられている
可能性は高いということになる。これに次いで，半径50cm～1mの円の範囲で，手を伸ばせば触れ
ることができる距離は，私的距離（personal distance）と言う。この距離は，親しい友人どうしのコミュ
ニケーションでとられるものである。テリトリーがさらに広がり，半径1～3mの円にまで広がると，
この距離ではフォーマルな人間関係の時に用いられることが多くなる。これを社会的距離（social
distance）と呼ぶ。最後のスペースは半径3m以上の距離にあたる公的距離（public distance）で，
個人的関係が成立していない場合に取られる距離である。このように，われわれは，コミュニケーショ
ンをうまく成立させるために，自分でも気づかないうちに相手との最適な心理的距離感を保っている
のである。

　視　線　視線も顔の表情と同様，比較的多くの情報量を含んでいる。人間関係は視線を合わすとこ
ろから始まるので，人は初めて出会った人物の目を半ば無意識的に見つめることが多く，ここから相
手の心情を推しはかろうと試みる傾向がある。濃いサングラスをかけた相手と会話しにくいのは，目
の表情がつかめないからである。こうした中で，視線が伝える情報のひとつは，好意や愛情である。
仲のよいカップルであればお互いに見つめ合う時間も長く，その距離もかなり短い。また，自分が好
意をよせている他者に対しても，人はじっと視線を送って自分の好意を暗に伝えることがある。これ
とは逆に，視線をそらす行為はしばしば「気が乗らない」とか「関わりたくない」という，相手に非
好意的メッセージを伝達するときによく使われる。もちろん，視線は好意や愛情を伝えるだけではな
い。相手に敵意を伝えるときにも使われることがある。たとえば，対立するふたりがにらみ合いをす
るときなど，敵対関係にある当事者どうしの間では見つめ合う時間が長くなることがある。このよう
に視線とは，感情価の方向がポジティブであれネガティブであれ，対象に対して何らかの情緒的興奮
をともなったときに起きる反応なのである。

　さらに，ポジティブな情緒的興奮については，視線だけでなく瞳孔反応にも影響を与える。Hess
& Polt（1960）は，実験参加者に乳児やヌード，もしくは風景の写真などを見せて，そのとき変化し

た瞳孔の大きさを測定した。その結果，男性参加者も女性参加者もともに，異性のヌード写真を見たときに瞳孔の拡大率が大きく，瞳孔反応は個人の関心や興味の度合いによって左右されることが見いだされた。このことは，コミュニケーション場面で自分に対する相手の熱中度を知りたければ，その人の瞳孔の大きさを見ればよいということを意味している。すなわち，「目は口ほどにものを言う」のである。なお，これに類似した慣用句として，しばしば「嘘つきは目が泳ぐ」と言われているが，Vrij（2008 太幡・佐藤・菊池監訳，2016）による諸研究から，嘘をついている人とついていない人の視線行動に差は生じず，視線と嘘には関連性がないと結論づけられている。

タッチング　これは日本よりも欧米の文化圏によく見られるスタイルで，文字通り相手の身体に触れることを指す。Barnlund（1975）は，友人や家族に対して接触が行われる身体の部位を領域分けし，各部位がどれくらいの割合でタッチされるかを示すタッチング・マップを作成した。これを日米間で比較したところ，もっとも身体接触量が多かった部位はどの国においても手であった。しかし，国別による違いも見いだされ，アメリカ人は日本人にくらべて全体で2倍以上の身体接触量があること，そして接触部位もきわめて広範囲にわたることが明らかにされた。さらに，日本人は友人が同性であれ異性であれ，身体接触量に差は見られなかったのに対し，アメリカ人の身体接触量は異性の友人といる場合にもっとも多かった。一般に，日本では挨拶をするときにお辞儀をするスタイルが主流だが，欧米では握手を交わす行為が慣例とされる。これは，日本においては人の肌に触れる行為を厳しく制限する文化があることに由来しており，非言語的コミュニケーションも文化によってはあるスタイルが不適切と見なされることを示唆している。

身体動作　身振りや手振りも立派な非言語的コミュニケーションのひとつである。TEDというプレゼンテーション番組では，どのプレゼンテーターも必ずといっていいほどオーバーなくらいに手や腕を動かしている。これは，身振り手振りによって情報を補足するだけでなく，話し手の熱意や真剣さを伝えるために行われていることが考えられる。もちろん，身体動作はプレゼンテーションの場面だけでなく，普段の会話でもよく利用されるスタイルである。ただし，その受け取り方には文化差があり，たとえば親指と人差し指の先端を合わせて円を作る仕草であれば，日本ではこれを「お金」と受け取るのに対し，アメリカでは「OK」，フランスでは「ゼロ（無能）」，ブラジルでは「私は危険」という意味で受け取られる。

2.3　ワークショップ：テリトリー実験

われわれは，人が自分の目の前にいるときと自分の真横にいるときとでは感じ方が異なる。対人距離における前後左右の適切な距離とはどのくらいであろうか。これを実験的に測定してみよう。

まず，日頃あまり会話したことのない人とペアになろう。次に，どちらか一方が定位置に立ち，もう一方が遠く（300cmくらいの距離）から徐々にゆっくりと近づいていく。定位置に立っている人は，これ以上近づいてほしくないと感じた時点で「ストップ」と声を出し，相手にそこで止まってもらう。その後，その場所までの距離（お互いの足のつま先の間）をメジャーで測定し，これを記録する。前後左右の4条件を設定し，これらすべてを同一の人に実施する。4条件すべてを測定したら，今度は交代して同じ作業を行う。

結果はどうなったであろうか。もっとも対人距離が遠いのは背面で，その次が左右，前面という順

になったのではないだろうか。ただし，これには個人差があり，日頃あまり会話したことのない間柄であっても，前面の対人距離が極端に広い人もいれば，極端にせまい人もいる。これ以外にも，同性条件と異性条件，友人条件と単なる顔見知り条件など，いろいろな条件を比較して自分の対人距離を知ろう。

③ コミュニケーションを妨げるもの

以心伝心とはよく言ったもので，たとえ無言であっても自分の気持ちは相手に伝わっているとわれわれは信じる傾向がある。しかし実際には，自分の意図が相手に正しく伝わっていなかったり誤解されていたりすることの方が多く，文字や言葉を介した場合でもそうなってしまう。なぜこのようなことが起きるのであろうか。どんなバイアスが円滑なコミュニケーションの障壁になっているのであろうか。

3.1 「伝えること」と「伝わること」

心理学者のMehrabian（1972）は，内面と行動とが一致していない（ように思える）メッセージを送り手が送ったときに，受け手は次のような割合で各チャンネルを重視することを報告している。

顔の表情	55％
声の質（高低），大きさ，テンポ	38％
話す言葉の内容	7％

これを見ると分かるが，送り手がどちらともとれるメッセージを送った場合には，表情や音声が優勢となってメッセージの全体的意味が規定されることが示されている。たとえば，交際相手に浮気の疑いが浮上した場合，それを問い詰めると「そんなことはしてない」という言葉が返ってきたとしよう。しかしこのとき，視線が泳ぎ（視線と嘘に関連がないことは前節ですでに述べた通りである），浮かない表情をしていると，われわれはコミュニケーションにおいて優勢な非言語の方を受け入れやすくなる。すなわち，表情や音声（55％＋38％）を話す言葉の内容（7％）よりも信用し，浮気をしていると推論するのである。もちろん，この推論はあくまで受け手側の主観的判断であるから，その推論が必ずしも正しいとは限らない。身に覚えのない浮気を問い詰められて激しく動揺し，そのため相手は目が泳いだり浮かない表情になった可能性もある。これらはあくまで内面と行動とに矛盾のある（ように思える）メッセージが送られた場合の，受け手側が独善的に重視するチャンネルを示しているに過ぎないので，表情や音声を重視しておけば送り手の真意が分かるということを意味しているわけではない。

3.2 みんなが自分に注目している

コミュニケーションの不成立を招きやすい要因のひとつに，メッセージの送り手側が「自分に注目

が集まっている」と思い込む心理傾向が挙げられる。このバイアスを示唆するものとして，Gilovich らが行った興味深い実験がある。その実験において（Gilovich, Medvec, & Savitsky, 2000），彼らはいかがわしい大物歌手の写真が胸に大きくプリントされたTシャツを実験参加者に着せ，すでに他の実験参加者がそろって作業をしている部屋に入室させ，数秒たって退室させた後，実験室にいた何人がTシャツのプリントに気づいたかを予想させた。その結果，Tシャツを着せられた参加者の46％が周囲はプリントに気づいたはずだと答えたのに対し，実際にそのTシャツのプリントに気づいた人はちょうど半分の23％にすぎなかった。このように，行為者が自分にとって目立つ（と思える）行動をしたときには周囲が自分に注目していると過大評価する現象を，スポットライト効果（spotlight effect）と言う。コミュニケーション場面において，メッセージの送り手は自分が伝える情報内容すべてが相手に伝わっていると思いがちだが，それはスポットライト効果によって「相手から注目されている」と独りよがりな推測を行うからなのである。この「みんなが自分に注目している」という感覚は，その他の例として，カットに失敗した髪型で学校に行ったら，友だちから冷やかされると思っていたが，そもそもカットしたことにすら気づかれていなかった，というのも典型例であろう。

3.3　サトラレ幻想

　先ほど紹介した実験は「自分の目立つ行動を他者がよく見ている」と誤解することを示すものだったが，目に見えない行動，つまり自分の内面についてはどうであろうか。「自分が思っていることならばきっと相手も分かっている」と感じることはないだろうか。実はこれもバイアスの一種で，その存在を裏づける興味深い実験がある。

　やはりGilovichたちの実験だが（Gilovich, Savitsky, & Medvec, 1998），彼らは複数の人の前で実験参加者に嘘をつかせ，その後，何人に嘘が見破られたと思うかをたずねた。その結果，実際に嘘を見破った人は平均でたった25.6％であったのに，実験参加者たちは平均して48.8％もの人が自分の嘘を見破ったと過大に推測していた。さらに別の実験では，参加者に不味い飲み物を飲ませ，不味いと感じていることを無表情で隠すように求めた。そして，このときの様子を録画した映像を10人の観察者に見せるとしたら，何人がこれを見破るかたずねた。すると，参加者たちは平均して4.91人が見破ると答えたが，実際に不味い飲み物を飲んでいることを見破った観察者は3.56人しかいなかった。このような，自分の内的状態が他者に見透かされあらわになっていると過大評価する心理現象は，透明性の錯覚（illusion of transparency）と呼ばれている。

　Gilovichたちの実験に見るように，人間はすべての物事を自分中心に考えるクセがあるので（これを自己中心性バイアスと言う），コミュニケーション場面においても当然このクセは抜けず，それゆえ自分が思っていることはきっと相手も分かってくれていると過剰に思い込む傾向がある。だが，実際には，相手はこちらが思っているほど関心をもっているわけでもなければ，こちらの気持ちを一から十まで分かっているわけでもない。したがって，透明性の錯覚というバイアスの発生を避けるためには，コミュニケーション相手からの目を必要以上に気にせず，相手がメッセージ内容を理解しているかその都度確かめながら会話をすることが不可欠だと言えよう。

3.4 どこでコミュニケーションをするか

コミュニケーションの問題を扱う場合，メッセージの送り手や受け手の要因がよく注目される一方で，どのような状況下でコミュニケーションが行われるかも重要な要因となりうる。そこでは，ノイズと呼ばれる環境的妨害要因が円滑なコミュニケーションを妨げることもある。コミュニケーションの実験ではないが，たとえばある古典的な実験では（Schwarz & Clore, 1983），女性オペレーターがよく晴れた天気のよい日と天気の悪い雨の日に電話調査を行い，現在の生活満足感のレベルなどを大学生にたずねた。すると，よく晴れた日には幸福を感じ，現実逃避感を覚えにくく，生活満足感も高いと報告されたのに対し，雨の日にはそれらの反応が著しくネガティブであった。これは，自分の行っている判断が本人の気づかないところで状況（この場合は天候）に左右されていることを意味しており，したがって情報伝達場面においても，送り手と受け手がどんな状況に置かれているかでコミュニケーションの成立・不成立が影響を受ける可能性があることを示唆している。

3.5 ワークショップ：サトラレ実験

「自分の気持ちが相手に見透かされている」と感ずるバイアスを実際に体験してみよう。まず，ペアになって情報の「伝え手」と「聞き手」を決める。次に，伝え手は以下のうちからどれかひとつ曲を選び（聞き手には内緒にすること），選んだ曲を心の中で歌いながら，指だけでトントンとリズムをとって演奏する。選ぶ曲は，「どんぐりコロコロ」「むすんでひらいて」「犬のおまわりさん」「ちょうちょ」「チューリップ」である。聞き手は指のリズムをよく聞いて，伝え手が指だけで演奏した曲が何であるかを考えてほしい。

さて，聞き手が何の曲であるかを答える前に，伝え手になった人は「心の中で演奏した曲が聞き手に当てられるかどうか」を考えてほしい。そのあとで，聞き手の人が曲名を答えよう。どうだったであろうか。伝え手の取り越し苦労で，意外にも聞き手が答えた曲名はハズレていたのではないだろうか。これも透明性の錯覚のひとつで，伝え手は自分が指で演奏した曲を言い当てられると思いがちになる。演奏中，伝え手の頭の中では演奏している曲が頭の中で鳴り響き，これが聞き手にまで漏れていると錯覚する。しかし，実際には，聞き手の側では何を演奏しているか分かっていない。それにもかかわらず，伝え手は演奏すればするほど，頭の中で鳴り響いている音楽が相手に漏れ伝わり，曲名が見透かされているように思ってしまう。このように，情報をやり取りする当事者間では，お互いの意思疎通が必ずしも成立しているとは限らないのに，お互いの意思疎通ができているのではないかと錯覚し，これにそって人はコミュニケーションを進めていく傾向があるのである。

④ 豊かなコミュニケーションの実現に向けて

これまで見てきたように，対人間のコミュニケーションには必ずといっていいほどバイアスが混入する。したがってこのバイアスが長期的な対人トラブルの温床になっていると言っても過言ではない。それでは，誤解なくスムーズなコミュニケーションを行うには何が必要なのであろうか。この節では，これまでに議論してきたことを踏襲し，豊かなコミュニケーションを実現させる上では何が必要かに

ついて分析する。

4.1　相手が自分をどう見るかを意識する

　人が大勢いるにぎやかな場所でも自分の名前が呼ばれると，われわれはそれを聞き分けることができる。これはカクテル・パーティー効果と呼ばれ（Cherry, 1953），自分を他の対象とは異なった特別な存在としてとらえていることを意味している。このため人は，他人だけでなく自分自身をも認識の対象とし，周囲が自分をどう見るかという外に向けた意識を強めやすい。これを自意識（self-awareness）という。一般に，自意識が強まると，規範性が高まったり社会的適応が促進されたり，あるいは良心が喚起されたりする。それは，悪いことをしている自分を認識することによって引き起こされる罪悪感や不快感を避けようとする心の防衛である。Diener & Wallbom（1976）の実験では，鏡が設置してある（もしくは設置していない）個室でひとりニセの知能検査を行わせ，「時間になったらベルが鳴るから筆記用具を置くように」と指示し，何人がこのルールを守らなかったかをマジックミラー越しに観察した。その結果，鏡が設置してある条件ではルールに違反した実験参加者の割合が10分の1にまで減少していた。Dienerたちはこの理由として，鏡に映された自分を見ることで自意識が高まり，悪い自分を見たくない，理想自己からかけ離れた現実自己を意識させられる，ネガティブな自分が不快である，などの理由からルールを破ることを控えた可能性を指摘している。このような知見は，高い自意識がコミュニケーション場面において当事者たちの理性的で規律ある行動を促進させ，自己中心性バイアスを抑制する役割を担う可能性を示唆するものである。

　ただし，自意識が高まると，ほとんどの人は自己評価がネガティブに偏りがちになる。現実の自分の背後に「こうあってほしい」とか「こうあるべき」という理想を見るためである。このため，たいていの人たちは別の側面で自分自身を肯定的に評価して，自尊心維持に努めようとするが，そうしたことができない人たちもいる。これらの人たちは，ネガティブな自己評価がストレスとなり，劣等感や自己批判を行うようになって，さまざまな病理的症状（たとえば，回避行動など）を示しやすくなる。したがって，コミュニケーションを円滑にするには当事者どうしの自意識を高めることが大切ではあるが，あまりに高い自意識は自尊心の低下によってどちらか一方（もしくは両者）が接触を避けるようになり，かえってコミュニケーションの不和を招くおそれもある。

4.2　自分をコントロールする力を養う

　コミュニケーションを円滑に進めるためには，伝えたい情報を一方的に伝達するような行動は控え，相手が情報をどう受け取り，どんな意図をもって反応するかを慮りながら情報を交わす必要がある。そうでないと，受け手自身が送り手の態度に気圧されてメッセージを正確に解読しようと思わなくなるかもしれない。こうしたときに重要となるのが，当事者たちの自己制御（self-regulation）能力である。これは，周囲の状況や結果の予期にもとづいて自分の行動を調節する能力のことを指す（Baumeister, Schmeichel, & Vohs, 2007）。たとえば，自分のしゃべりたいことだけを一方的にしゃべっていては相手もうんざりするであろうから，しゃべりたい気持ちを少しは我慢することが肝要であろう。また，さほど面白くない会話でも，相手が熱心にしゃべっているのなら，その会話にしばら

く我慢して付き合ってあげることも優しさのひとつであろう。つまり，このような我慢をしとげるときの意志力が自己制御能力なのである。自己制御能力は筋肉と同じで鍛えることが可能であり，運動を習慣化したり（Oaten & Cheng, 2010），非利き手を頻繁に使ったり普段の話し方を変えたりする（Baumeister, Gailliot, DeWall, & Oaten, 2006）だけでも十分に効果があると言われている。

　ところで，自己制御能力には通常，それを行うときに心のエネルギーが消費されると仮定されている。このエネルギーのことを制御資源（regulatory resource）と言う。制御資源は体力と同じように有限のエネルギーとされ，衝動性を抑えたり理知的に行動したりするための糧となっている。そのため，制御資源が残っている間は自分の適応的行動をコントロールし，我慢することが可能であるが，それをあまりに消費すれば筋肉を使いすぎて力が出せなくなってしまうように，ふだんは抑えられている自分の衝動性を十分にコントロールできなくなってしまう（Baumeister, Vohs, & Tice, 2007）。その結果，感情的なやり取りが抑えられず，挑発的な言動が目立ち，他人との対立や争いを招いてしまうようになる。したがって，情報伝達を行う上ではお互いが自己制御能力によって我慢し合うことが必要ではあるが，あまりに我慢しすぎるのもスムーズなコミュニケーションの妨げになることがあるので留意すべきであろう。なお，不足した制御資源を回復させたいと思うなら，グルコースを含む食物の摂取（Gailliot et al., 2007）や十分な睡眠時間（Maranges & McNulty, 2017）が有効であることが報告されている。

4.3　自分を知ることと自分を知ってもらうこと

　コミュニケーション・スキルを習得・向上させる場合，しばしば「自分を理解できている程度にしか他者を理解できない」という言葉が使われる。すなわち，他者を理解しようとするならば，まずは自分自身がどんな人間なのかをよく理解しておけというのがこの言葉の真意である。

　われわれは自分の身体的特徴，趣味，考え方など，自分自身に関する知識を数多くもっている。そ

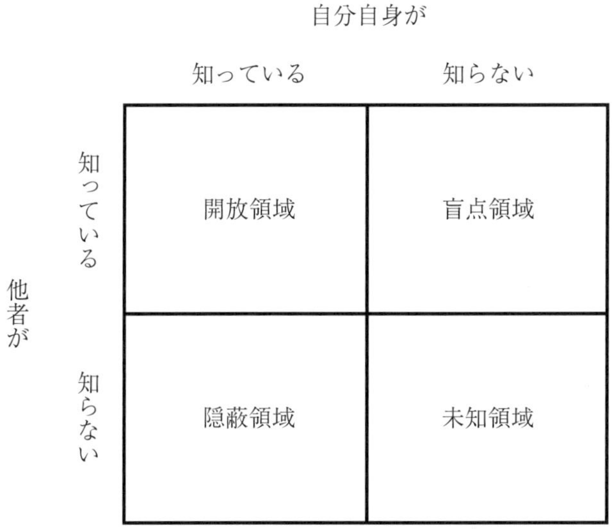

自分自身が

	知っている	知らない
他者が　知っている	開放領域	盲点領域
他者が　知らない	隠蔽領域	未知領域

図3　ジョハリの窓（Luft & Ingham, 1955）

れらの中で，自分が知らせなくても他者が簡単に知ることのできる情報もあれば，自分があえて打ち明けなければ知られることのない情報もある。われわれは人に知られていないそのような情報を伝えることによって，風通しの良い関係を形成することがある。このように，ある特定の他者に対して自分に関する個人的な情報を伝えることを自己開示（self-disclosure）と言う。自己開示はそれを行う本人だけでなく，それを受け取る側にとっても重要な意味をもち，しばしばお互いの親密化を促進する契機になっていると考えられる。このような自己開示のはたらきを描写したもののひとつに，ジョハリの窓という心理モデルがある（Luft & Ingham, 1955）。

　図3がジョハリの窓を図示したものである。これによると，自分で自分自身のことを知っているかどうかと，他者が自分のことを知っているかどうかの組み合わせから，自分自身の特性が全部で4つの領域に分けられている。開放領域は自分も他者も知っている自分自身のこと，隠蔽領域は自分は知っているが他者は知らない自分自身のこと，盲点領域は自分は知らない他者が知っている自分自身のこと，そして未知領域は自分も他者も知らない自分自身のことを指す。この各領域がどのくらいの大きさになっているかによって，他者とのコミュニケーションにおいて自分がどれだけ自分自身を表現しているかが分かるようになっている。一般的には，開放領域が広く，未知領域が狭まるほど，健康的でスムーズなコミュニケーションが行われていると見なすことができる。ただし，開放領域を広げるためには，自分自身を理解することに加え，自己開示することによってそれが他者にも理解され受け入れられなければならない。つまり，いくら自分に関する情報を開示したとしても，他者が知っている自分の部分が広がらなければ開放領域そのものは拡張しにくいということである。その意味で，コミュニケーションとは，送り手から受け手に対してメッセージが一方向に流れるものではなく，送り手が受け手に対してメッセージを返すことで，受け手だけでなく送り手自身にも何らかの影響が生じるまさにダイナミックな対人過程と見なすことができよう。

4.4　ワークショップ：自分の自己開示傾向を知る

　あなたであれば，以下の各項目の内容を同性の初対面の人にどのくらい詳しく話せると思うであろうか。0（まったく話せないと思う）から5（非常に話せると思う）までの6段階で回答してみよう。

　　　　1．自分の性格のすごく嫌いなところ（人の成功を素直に喜べない，など）
　　　　2．自分の性格のすごく嫌な部分が出てしまった出来事
　　　　3．自分の能力についてひどく気にやんでいること
　　　　4．能力不足が原因で，目標が達成できなかった経験
　　　　5．能力で劣等感を抱いているところ
　　　　6．能力に限界を感じて失望した経験
　　　　7．自分のせいで人をひどく傷つけてしまった経験

　回答が終わったら，すべての項目得点を足してそれを項目数の7で割る。自分の自己開示傾向が算出されるはずである。取りうる得点範囲（0〜5）からすると中点は2.5になるので，この得点を上回っている人は自分のことをかなり深いところまで他者に話す傾向があると解釈できる。

これらの項目は，丹羽・丸野（2010）が作成した自己開示の深さを測る尺度の抜粋である。彼らは自己開示の深層度を，自分の弱点や社会的に望ましくない否定的内容が徐々に含まれていくレベルに応じて4段階に区別した。今回紹介したのは，その4段階の中でももっとも深いところの自己開示を行う傾向を測定する項目群である。先ほど，「得点が高い人は自分のことをかなり深いところまで他者に話している」と表現したのもこのためである。さて，あなたは深いところまで自分自身を透明にできているだろうか。

引用文献

Argyle, M. (1979). New developments in the analysis of social skills. In A. Wolfgang (Ed.), *Nonverbal behavior: Applications and cultural implications* (pp. 139-158). New York: Academic Press.

Barnlund, D. C. (1975). *Public and private self in Japan and the United States: Communicative styles of two cultures.* Tokyo: Simul Press.

Baumeister, R. F., Gailliot, M., DeWall, C. N., & Oaten, M. (2006). Self-regulation and personality: How interventions increase regulatory success, and how depletion moderates the effects of traits on behavior. *Journal of Personality, 74,* 1773-1801.

Baumeister, R. F., Schmeichel, B. J., & Vohs, K. D. (2007). Self-regulation and the executive function: The self as controlling agent. In A. W. Kruglanski & E. T. Higgins (Eds.), *Social psychology: Handbook of basic principles* (pp. 516-539). New York: Guilford Press.

Baumeister, R. F., Vohs, K. D., & Tice, D. M. (2007). The strength model of self-control. *Current Directions in Psychological Science, 16,* 351-355.

Cherry, E. C. (1953). Some experiments on the recognition of speech, with one and with two ears. *Journal of the Acoustical Society of America, 25,* 975-979.

大坊郁夫（1995）．魅力と対人関係　安藤清志・大坊郁夫・池田謙一（著）現代心理学入門4：社会心理学　岩波書店　pp. 95-117.

Diener, E., & Wallbom, M. (1976). Effects of self-awareness on antinormative behavior. *Journal of Research in Personality, 10,* 107-111.

Ekman, P. (2007). *Emotions revealed: Recognizing faces and feelings to improve communication and emotional life.* New York: Henry Holt.

Ekman, P., & Friesen, W. V. (1975). *Unmasking the face: A guide to recognizing emotions from facial expressions.* New Jersey: Prentice-Hall.

Gailliot, M. T., Baumeister, R. F., DeWall, C. N., Maner, J. K., Plant, E. A., Tice, D. M., . . . Schmeichel, B. J. (2007). Self-control relies on glucose as a limited energy source: Willpower is more than a metaphor. *Journal of Personality and Social Psychology, 92,* 325-336.

Gilovich, T., Medvec, V. H., & Savitsky, K. (2000). The spotlight effect in social judgment: An egocentric bias in estimates of the salience of one's own actions and appearance. *Journal of Personality and Social Psychology, 78,* 211-222.

Gilovich, T., Savitsky, K., & Medvec, V. H. (1998). The illusion of transparency: Biased assessments of others' ability to read one's emotional states. *Journal of Personality and Social Psychology, 75,* 332-346.

Hall, E. T. (1966). *The hidden dimension.* New York: Doubleday.

Hess, E. H., & Polt, J. M. (1960). Pupil size as related to interest value of visual stimuli. *Science, 132,* 349-350.

Luft, J., & Ingham, H. (1955). *The Johari Window: A graphic model of interpersonal awareness.* Proceedings of the Western Training Laboratory in Group Development. Los Angeles: University of California, Los Angeles.

Maranges, H. M., & McNulty, J. K. (2017). The rested relationship: Sleep benefits marital evaluations. *Journal of Family Psychology, 31,* 117-122.

Mehrabian, A. (1972). *Nonverbal communication.* Chicago: Aldine-Atherton.

村井潤一郎 (2018). 対人コミュニケーション:伝えること・伝わることの再考 村井潤一郎 (編) 絶対役立つ社会心理学:日常の中の「あるある」と「なるほど」を探す ミネルヴァ書房 pp. 121-148.

丹羽 空・丸野俊一 (2010). 自己開示の深さを測定する尺度の開発. パーソナリティ研究, *18,* 196-209.

Oaten, M., & Cheng, K. (2010). Improved self-control: The benefits of a regular program of academic study. *Basic and Applied Social Psychology, 28,* 1-16.

Pliner, P., & Chaiken, S. (1990). Eating, social motives, and self-presentation in women and men. *Journal of Experimental Social Psychology, 26,* 240-254.

Schwarz, N., & Clore, G. L. (1983). Mood, misattribution, and judgments of well-being: Informative and directive functions of affective states. *Journal of Personality and Social Psychology, 45,* 513-523.

Vrij, A. (2008). *Detecting lies and deceit: Pitfalls and opportunities: Second edition.* Chichester, England: John Wiley & Sons. (太幡直也・佐藤 拓・菊地史倫 (監訳) (2016). 嘘と欺瞞の心理学: 対人関係から犯罪捜査まで 虚偽検出に関する真実 福村出版)

（上原　俊介）

第 3 講

コミュニケーションⅡ
相手と信頼関係を築くためのコミュニケーション

　コミュニケーションには双方向性がある。一方的に情報を伝えるだけでは，コミュニケーションにならない。話し手が，何を伝えたかではなく，受け手にどのように伝わったのかが重要である。

　コミュニケーションの重要な役割は，単に情報を収集したり，提供したりということではなく，相手との信頼関係（ラポール）を築くための行為でもある。心理学で用いられるラポールという用語は，橋という言葉に由来し，人と人との懸け橋を築くこと，心が通じ合った状態の人間関係を作り上げることが，医療福祉専門職（以下医療者とする。）にとっては非常に重要である。医療者は，患者，家族，同職種間，他の専門職種間のみならず，行政機関，地域社会など多くの人びとと連携，協働していくことが求められる。

　しかし，育ってきた環境や文化，今までの経験，価値観が異なる人びとが織りなす社会で，病や悩みを抱える人びととコミュニケーションを図り，相互に理解し，信頼関係を築くことはたやすいことではないかもしれない。コミュニケーションを阻害する原因は，話し手側，受け手側相互に存在する。患者が医療介護福祉機関を訪れるのは，治療，介助を受ける目的のみならず，不安を軽減してほしいという思いがあることについても考慮していく必要がある。相手と信頼関係を築き，分かり合えるためには相手の心理状態を知り，相互理解のためのコミュニケーションの技術や態度，知識を身につけるとともに実践による経験の蓄積と努力が不可欠である。

　信頼関係を築き，患者さん自身が治療法を選択する場合にその支援を行うために必要な専門職の技術，態度を学んでほしい。具体的には，相手の話を聴き，質問をすることの意味，相手を受け止め，受け入れること，相手に関心を向けた傾聴の姿勢，よい聴き手とはどのようなものか，信頼関係を築くための主張・自己表現の仕方（アサーション）を中心にその知識や技術について学び，実践を通じて，信頼関係を構築するためのコミュニケーション力を身につけてほしい。

行動目標
①自己表現，自己主張の方法について説明できる。
②自分の気持ち，考え方を相手に適切に伝えることができる。
③相手の気持ちに配慮した伝え方ができる。
④アサーション・トレーニングを通じ，互いに尊重し合う会話法を実践できる。

① コミュニケーションエラー，ミスコミュニケーションが起こる原因

　うまく伝わらないコミュニケーションエラー，ミスコミュニケーションが生じる場合，情報発信する側の要因としては以下の3点があげられる。情報の送り手は，情報を伝える際に，受け手に十分に

理解できるよう伝えられていない可能性がある。

①歪曲

　情報，感情などは，言語化，記号化される中でそれぞれの価値観によってゆがめられる。人は，今までの自分の経験や思いによって知らず知らずに独自の価値観を基に判断を行っている。伝えられた情報は，そのまま伝わるのではなく，受け手のフィルターを通して解釈される。言語，非言語も含めて表現されるのは，送り手の考えや気持ち，感情の一部であり，また，受け手も自分の解釈を自分の枠組みでとらえることで情報のゆがみ，歪曲が生まれる。自分の思い込みや価値観経験が解釈として反映されるため，実際の世界と自分自身のとらえている世界，これを地図と表現すれば，自分のもっている地図と相手のもっている地図は必ずしも同じではないことを認識しておく必要がある。

②一般化

　いくつかの起こった事象，限られた数例の事例について「いつも」や「常に」，数人が行ったことを「みんなが」といったように抽象度を上げて，事実としてしまうことを「一般化」という。過去のいくつかの自分の体験をもとに「みんなが」，「すべて」，「絶対に」，「常に」というように思い込んでしまう場合も一般化の例である。人は，情報を無意識のうちにカテゴリー化，ラベリングを行っている。情報を一般化することで情報を認識，整理しているが，一般化が事実と認識の違いを生み出す場合もある。

③省略

　情報の送り手は，いつ，だれが，何を，どのように（５Ｗ１Ｈ）を明確にすることが必要だが，省略して伝えられることも多い。言葉の発せられた状況や会話の流れ，脈絡をコンテクストと呼ぶ。

　日本語は，高コンテクストの文化であるとされ，いわゆる察する文化である。十分な情報がなくても情報の受け手，周囲が察知し，不足した情報を補う形でコミュニケーションが成立する場合もある。しかし，情報を伝えるときに送り手は，相手が知っているであろうと思い込み，一部の情報を省略して伝えることも少なくない。また，無意識に送り手が情報を省略することもありうる。医療現場で薬剤投与を行う場合に，規格（用量）や投与経路が省略されるとどのようなことが起こるだろうか。コミュニケーションが不十分であると医療に対する不信や医療事故などを引き起こす可能性があることを常に念頭におき，伝わるコミュニケーションを意識する必要がある。

② コミュニケーションを円滑に行うための技術

2.1　質問の技術と効果

　質問には，いくつかの目的，効果がある。コミュニケーションは，自分が何を伝えたかではなく，相手にどのように伝わったかに意味がある。相手が発した情報と自分の解釈に齟齬（へだたり）がないかどうか確認する。質問することで，自分に関心を向けていることに気づいてもらうこと，信頼関係を築くことにつながる。質問することで相手自身に自分の考え，気持ちを明確にすることなどがあ

げられる。

　質問は，以下のように2種類に分類することができる。

　①閉じた質問（closed question）

　閉じた質問は，相手，受け手が「はい」「いいえ」で答えられるもしくは，択一式でこたえられる質問である。例えば，「今日は，朝ご飯を，食べましたか。」や「今日は何時に起きましたか。」などといった質問がこれにあたる。

　②開いた質問（Opened question）

　質問された側が「はい」，「いいえ」で答えられない質問を「開いた質問」という。例えば，「〜についてはどのようにお考えですか？」「今日はどうされましたか。」「何かご心配なことはおありですか。」といった質問がこれにあたる。

　実際の会話では，閉じた質問と開いた質問を組み合わせ，相手の状況や感情の理解につなげる。それぞれの質問の特徴を理解し，質問を行っていくことが重要である。

課題1）開いた質問，閉じた質問の例を考えよう。

　次に質問をする側，質問を受ける側からそれぞれの特徴（メリット，デメリット）を整理しよう。

　まず，自分でまとめた後，グループメンバーで共有し，整理し，まとめよう。

2.2　患者支援のコミュニケーション技術

　医療者は，患者の「治療（cure）」のみならず，「ケア（care）」を行うことが求められる。また，患者の肉体的問題のみならず心理的な問題についても支援していく必要がある。患者の気持ちに寄り添い，患者自身が何を求め，何を望むのかに気づけるよう支援するのも医療者の役割である。患者支援のための効果的なコミュニケーション技術について考えていこう。

①観察

　患者の話のポイントをとらえ，自分の受け止めと患者の考え，意図が合致しているかどうかを判断するためには，観察を十分行う必要がある。観察すべきものとしては，患者の表現するキーワードとキーメッセージがある。（表1　参照）

表1　観察のためのキーワード，キーメッセージ

キーワード	気持ち用語 　大切だと思う。必要だと思う。 感情用語 　うれしい。寂しい。情けない。つらい。
キーメッセージ	顔の表情，眼の表情，声のトーン ジェスチャー 姿勢の変化

（宗像恒次，日本視能訓練士協会誌　2001をもとに作成）

患者の発する言語，非言語のメッセージを十分に受け止め，観察を行うことが相互理解や支援につながる。

②傾聴

　　傾聴は，相手の気持ち，感情に自分の意見や評価，誘導を加えず，そのまま受け止めて聴くことをいう。聞く（hear）は，音が耳に入ってくることであり，聴く（listen）は，積極的に耳を傾けることである。医療者は，患者の話を聴く際に，自分の頭や心の中でそのまま聞くことを邪魔するものが生じるブロッキング現象が起こることがある。これは，医療者が自分の医療知識を含めた専門的観点から評価したり，相手に対するさまざまな感情が湧き起こったり，先入観を持ってしまったり，今までの経験から自分の価値観をもとにした誘導を無意識に行おうとするためである。したがって，まず，意識的にブロッキングを外し，自分の価値観や思い，考えをわきにおいて相手の話を聴くことが重要となる。

③確認

　　相手が話を終えたときに話のポイントをとらえて相手に返すことを確認という。話し手は，必ずしも自分の考えや自分が何を言いたいのかが，分かったうえで話しているわけではない。特に患者は心理状態が不安定な場合も少なくないことから，伝えたいことが十分に整理ができていない場合もある。

　　そこで，医療者が患者の話を確認することで，患者は自分の気持ちや思い，伝えたかったことに気づく場合もある。また，医療者が相手の気持ちをきちんと理解したうえで確認を行うことで「分かってもらえている」，「理解してもらえた」といった信頼感や安心感が生まれる。確認する際には，相手の表情などを観察し，相手が伝えたかったことかどうか，自分の理解が十分かどうかを判断する必要がある。

④共感（empathy）

　　共感とは，相手が感じていることを自分のことのように感じる，あるいは感じようとすることをいう。共感は，客観的に相手の感情を受け入れること，相手はこのように感じているのだと受け入れて（受容），理解することであり，同情や同感とは異なる。同情や同感は，「私もそう思う」「私も同じ意見をもっている」など自分の価値観，自分の経験に基づいて生まれた感情をいう。一方，共感は，相手の視点から物事を見て，相手を認め，理解しようとする態度をいう。

　　相手の支援につながる共感は，共感していることを相手に伝えることも大切である。共感を伝えることで，相互理解が生まれ，信頼関係を築くことができる。

　　医療者は，患者の感情を明確化し，患者の言葉の共感的な繰り返しを行い，感情表現があった部分，例えば「〜してつらかった」というところを繰り返し，「〜してつらかったのですね」（バックトラックと呼ぶ）を行うことで，共感していることを伝える。患者は「自分のことをわかってもらえた」と感じ，気持ちが軽くなり，自分自身を見つめなおすことを通じて，医療者と患者の相互理解が次第に深まっていくことになる。

⑤ペーシングとミラーリング

　相手との信頼感を生むために，相手のペースに合わせる（ペーシングという）ことも必要である。友人関係などで息の合ったコンビという言葉があるように親しい関係では自然と呼吸や声のトーンが合致する。呼吸のピッチや深さ，相手の表情やしぐさ，声のトーン，相手の言葉遣いに着目して，相手に合わせることで親近感，信頼感が生まれる。親しい友人，好意を持っている相手では無意識に相手の動作，表情，姿勢を真似て，同調することがある。これは無意識に相手に好感を持っているというメッセージを送っているためである。自分と同じような動作や表情を行う相手に好感を抱くような効果をミラーリング効果（Mirroring Effect），同調効果という。

⑥沈黙（間）

　会話の中で，沈黙が起こることがある。相手からの情報を整理し，自分の考えをどのように相手に伝えるか考えるためには，時間が必要である。沈黙や話の間をとることで，相手の発言を促し，考えを整理することにつながる。

　話の受け手は，話が続かないと無理に話さず，適度なうなずきを行い，相手の話を引き出すことも大切である。一方，長い沈黙は，緊張感を高めることもある。そこで，相手が沈黙している場合には，なぜ，沈黙しているのかを十分に観察し，理解が不十分な場合には言い換えを行う，補足説明をするなど状況に合わせた対応を行うことで信頼関係を深めることができる。

　相手と信頼関係を築くためには，一定のスキルも必要になる。相手に関心を向け，寄り添っていく姿勢が医療従事者には求められる。

演習２）傾聴ワークと共感の理解

　話し手と聴き手に分かれ，ペアワークを行う。話し手は，今までに経験した楽しかったこと，悲しかったことについて話す。聞き手は，まず，傾聴的でない態度，ブロッキングをした状態で話を聞く。その後，傾聴的な態度，ブロッキングを外した状態で共感を示し，話を聴く。

　話し手と聴き手は交代して同様のワークを行う。

① 話し手はブロッキング状態で話を聞かれた場合，どのような気持ちとなったか，また，共感を示された場合に感じたことについてまとめる。

② ブロッキングが起こる原因についても考えてみよう。

③ 同感と共感の違いについて話し合ってみよう。

❸ 相手も自分も尊重し合うためのコミュニケーション技術（自己表現）

　医療者は，人の話を聴くことが必要であることはすでに述べたが，自分の意見や気持ちについても尊重することも大切である。それぞれの専門性を活かし，立場や価値観を超えてチーム医療に貢献するためにも，自分の主張を適切に行う必要がある。

　また，医療者のような対人支援を行う仕事は，感情労働といわれ，感情の抑制，緊張，忍耐といった自分をコントロールすることが求められる仕事である。しかし，これは，自分の意見を言わないこ

とではなく，精神的な健康を保ち，他者と良好な関係を築くために相手の立場や意見も尊重しつつ，自分自身も尊重することが大切である。そこで自他尊重のコミュニケーションについて考えていこう。

3.1　より良い人間関係を築くためのコミュニケーションスキル—自己表現の仕方

アサーションは，1950年代アメリカで心理行動療法として生まれた。アサーションは，より良い人間関係を築くためのコミュニケーションスキルである。自己表現のコミュニケーションスタイルは，以下の3つに分けられる。

①アグレッシブ（aggressive）

自分のことを優先し，他者を無視・軽視する自己表現の仕方であり，攻撃的な表現方法である。相手を支配し，自分の思い通りに動かそうとするあるいは自分の意見を無理やり通そうとする言動や自分の欲求を押しつけるなどの態度をいう。私はOKだが，相手はOKではない状況である。（自己尊重他者否定）

②ノンアサーティブ（non-assertive）

自分よりも他者を優先し，自分のことを後回しにする自己表現の仕方で，非主張的な表現方法である。自分の気持ちや考え，欲求を素直に表現しなかったり，表現しそこなったり，遠慮がちや遠回しに言ってうまく伝わらなかったりする。相手はOKだが，自分はOKでない。（自己否定，他者尊重）

③アサーティブ（assertive）

自分のことをまず考えるが，他者をも十分 配慮する自己表現の仕方で，自己主張的な表現方法である。自分の考え，意見，気持ち，欲求を素直に，正直に，その場の状況に応じ，適切に表現することである。できる限り，自分の考え，意見を表現する。自分の人権とともに相手の人権も大切にする。相手も自分もOK。（自他尊重）自己信頼，他者信頼につながる。

3.2　アサーション権

よりよい人間関係を築くためには，人にはアサーション権があることを理解することが大切である。アサーション権とは，以下の5つの権利である。
① 私たちには，誰からも尊重される権利がある。
　私たちはそれぞれ自分自身の価値観，考えを持っており，相互に信頼をするために他者，自己を尊重する必要がある。
② 私たちは，他人の期待に応えるかどうか決める権利がある。
　私たちは自分自身について最終判断をし，責任をもつということである。
③ 私たちは誰でも過ちをし，それに責任をもつ。
　人は，完全なものではない。したがって，失敗することもある。失敗を活かし，努力をすることで成功へとつなげることができる。

④　私たちは，支払いに見合ったものを得る権利がある。

　　サービスを受けたとき，取引をしたとき，支払いを行うことになるが，この支払に見合った要求をしてもよいということである。人はだれしもアサーティブに自分の要求を伝える権利がある。しかし，支払いに見合わない過大な要求をしてはならない。

⑤　私たちには，自己主張をしない権利もある。

　　アサーションすることは，義務ではない。相手や状況によって何も言わないほうが良い場合もある。自己主張をしない権利をもち，その判断に対して自分で責任を持つ必要がある。

3.3　アサーティブな考え方のための理論

ABC（DE）理論（アルバートエリス（Albert Ellis））

　人は，出来事をどう受け止めるか，受け止め方によって出来事の結果，出来事から生まれる感情が異なるものである。出来事や事実が一つであってもそこから引き起こされる問題は，その人の信念や不適切な解釈，受け止め方から生まれた結果と考えることができる。

　そこで，その考えが思い込みでないか，事実に即したものなのかを確認し，必要があれば補正していこう

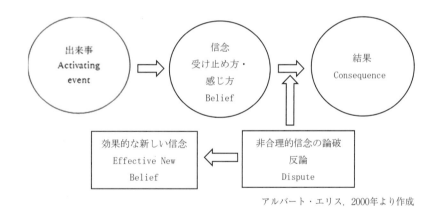

アルバート・エリス，2000年より作成

3.4　アサーティブなコミュニケーションを行うための手法

①I・Weメッセージ

　主語をあなた（You）ではなく，I（私は），We（私たちは）にする。（あなたは）「なぜ，そうしたのですか。」「（あなたは）何が言いたいのですか」「〜しなさい」という言い方は，主語があなたとなっており，相手には責められたと感じ，攻撃的なメッセージ，命令ととらえられる場合も多い。そこで「（私は），あなたのことが理解したいので，そうした理由について教えてもらえますか。」「あなたの話を聴きたいので，説明してもらえますか。」「〜してもらえるとうれしい。」というように主語をYou（あなた）からI（私），We（私たち）に変えることで，攻撃的でなく，主張的な表現となる。

②言語的なアサーションの方法

DESC（描写・表現・提案・選択）法

　D＝describe：描写する。

　　自分が取り上げようとする状況や問題，相手の言動などを「描写」。

　　自分と相手の共有できる「事実」を客観的，具体的に表現。

　　ただし，推測や自分の考え，気持ち，意見等は入れない。

　E＝express，explain，empathize：表現する，説明する，共感する。

　　自分の気持ち，考え，意見などを相手に配慮しつつ，正直，率直に「表現」

　S＝specify：「特定の提案」をする。

　　相手に対して，とって欲しい行動やお願いなどを提案する。

　　なるべく具体的で現実的な提案にする。

　C＝choose：「選択」する。

　　相手も「イエス」，「ノー」の「選択」ができる。

　　ノーであった場合，自分はどうするか考えておく。

③非言語的なアサーション

　非言語的なアサーションには，視覚的なものと聴覚的なものとがある。視覚的なものとして視線，表情，動作，態度などがあり，聴覚的なものとして声のトーン，話のスピード，声の大きさ，明確さなどがある。相手にアサーティブな印象を与えるのは，相手の目を見たり，明確に話したりことである。感情表現もアサーションに影響を及ぼすので率直に伝えることが重要である。この時，言語要素と非言語要素を一致させる必要がある。例えばうれしいと言葉で言っているときに沈んだ表情を浮かべているなど言語要素と非言語要素が一致しない（ダブルバインド，二重拘束という）と相手はどちらを信用すればよいのか戸惑う。

④言いにくいことをいう方法，アドバイスや提案をする方法—PNPアプローチ

　相手の悪い点を指摘し，行動を変えてほしいときや悪い点を指摘し，アドバイスを行う方法としてPNP法（サンドイッチ法ともいう）がある。

1）まず良い点を認める。（Positive）（相手を承認する）

2）悪い点を指摘する。（Negative）

3）良い点について話す。期待していることを示す。（Positive）

　　例えば，薬をきちんと飲まない患者や生活支援やアドバイスに従ってくれない患者に対し，欠点や悪い点を指摘するだけではなく，心を開いてもらうために，まず，相手の良い点を認め，つぎに問題点を指摘し，一緒に頑張る姿勢や応援している気持を伝えることで行動変容（良い行動に代わっていくこと）につなげていくことができる。

　演習3）自己表現のタイプについて考えよう。アサーティブな表現をしてみよう。

例題

　友人と待ち合わせをしています。待ち合わせ時間から30分経っても友人は来ません。そこで電話を

しましたが，電話に出ません。40分経って友人はようやくやってきました。今までにも何度か同じようなことがありました。

　1）アグレッシブ，ノンアサーティブ，アサーティブな表現で対応を考えてみよう。

　2）2人ペアになってアサーティブな対応シナリオを考えてみよう。

　3）PNP法を使って友人に行動変容（行動を変える）を促そう。

振り返り

　他者と信頼関係を築くためのコミュニケーションの役割と技術，態度について学んだ。信頼関係を築くためには，相手に寄り添うことが重要である。

　1．講義における自分の態度や技術，取り組みについて自己チェックをしてみよう。

□コミュニケーションを阻害する要因，省略，歪曲，一般化について説明できた。

□開いた質問，閉じた質問の違い，使い分け，メリット，デメリットについて整理することができた。

□傾聴，共感の重要性について説明できた。

□共感的な対応についてシュミレートすることはできた。

□観察，傾聴，共感，確認というコミュニケーションスキルについて理解することができた。

□自分も他者も尊重することの重要性を説明することができた。

□アグレッシブ（攻撃的），ノンアサーティブ（非主張的），アサーティブ（主張的）という自己表現の違いを理解し，シナリオを作成することができた。

□DESC法を用い，アサーティブなコミュニケーションのシナリオを作成することができた。

　2．講義を通じて気づいたこと，感じたことを400字程度で記述しなさい。

参考文献

1）野末武義,野末聖香,ナースのアサーション（自己表現）に関する研究（1）ナースのアサーション（自己表現）の特徴と関連要因, The Japan Academy of Psychiatric and Mental Health Nursing, 2001, 86-94.

2）菅沼憲治,セルフアサーショントレーニング,東京図書株式会社,2017

3）児玉知之,戦略としての医療面接術—こうすればコミュニケーション能力は向上する,医学書院, 2015

4）平木典子,沢崎達夫,土沼雅子編著,カウンセラーのためのアサーション　金子書房　2002

5）平木典子,よくわかるアサーション　自分の気持ちの伝え方,主婦の友社,2012

6）平木典子,宮崎圭子,柴橋裕子,対人関係のスキルを学ぶワークブック,培風館,2018

7）平木典子,改訂版　アサーション・トレーニング —さわやかな〈自己表現〉のために金子書房,

2009

8） 日本ファーマシューティカルコミュニケーション学会編，Pharmaceutical Communication　南山堂，2007

9） ピーター・G.ノートハウス，ローレル・L.ノートハウス，萩原明人訳，ヘルスコミュニケーション—これからの医療者の必須技術—改訂版　第3版，2010

10） 小林静子，江原吉博編集，薬学生のためのヒューマニティ・コミュニケーション学習，南江堂，2014

11） 根建金男，市井雅哉，認知行動療法の意義と課題—行動医学との関連から—，行動医学研究，1995，29-35.

12） アルバートエリス，本明寛，野口京子，ブリーフセラピー理性行動療法のアプローチ，金子書房，2000

13） Christof Kuhbandner, Reinhard Pekrun & Markus A. Maier The role of positive and negative affect in the "mirroring" of other persons' actions, Cognition and Emotion, 24: 7, 2010, 1182-1190, DOI: 10.1080/02699930903119196

14） Maxwell D. Eremie 1 & William J. Ubulom, Review of Rational Emotive Behavior Therapy (REBT) in Counselling, International Journal of Innovative Social & Science Education Research 4（2）: 2016, 43-46

（福田　八寿絵）

第 **4** 講

災害と避難所HUG

はじめに

　日本では地震や風水害など，様々な災害が発生している。阪神・淡路大震災では約31万人，東日本大震災では岩手，宮城，福島の３県で約41万人の人々が避難所での生活を強いられた。また，2019年に発生した台風19号では，関東・甲信越・東北南部地方において，河川の決壊や越水などによって甚大な被害をもたらした。

　この科目では様々な災害を知ると共に，災害時にどのような対処をすべきなのかを学ぶ。また，避難所運営ゲーム「HUG」や「クロスロード」を用い，災害対応を人ごとではなく自らの問題として考え，様々な意見や価値観や持つチームメンバーと共に課題を共有する。そして災害対応においては，必ずしも「正解」があるとは限らないことから，答えのないものをチームメンバーで協力しながら模索することに意義がある。

行動目標
①日本国内で過去に発生した自然災害について理解することができる
②三重県内で過去に発生した自然災害について理解することができる
③大規模災害時に必要な備蓄品について理解することができる
④避難所HUGを通して，災害時に避難所で起こりうることを知ることができる
⑤チームメンバーで協力して避難所HUGに取り組むことができる
⑥自らの考えを他者に伝えることができる

① 過去に発生した主な自然災害

1.1　日本国内における自然災害

　日本では様々な災害が発生しており，令和元年版防災白書によると1990年以降に発生した主な自然災害の死者・行方不明者は延べ30,660人（風水害は500人以上，雪害は100人以上，地震・津波・火山噴火は10人以上，「災害対策基本法」による非常災害対策本部等政府の災害対策本部が設置されたもの）となっている。詳細については別表の通りである。よく「災害＝地震」をイメージするが，地震以外の災害の方が頻度として多いことを理解する必要がある。

発生	内容	主な被災地	死者 行方不明 者
1991.6.3	雲仙岳噴火	長崎県	44
1993.7.12	北海道南西沖地震(M7.8)	北海道	230
1993.7.31~8.7	平成5年8月豪雨	全国	79人
1995.1.17	阪神・淡路大震災(M7.3)	兵庫県	6,437人
2000.3.31~01.6.28	有珠山噴火	北海道	-
2000.6.25~05.3.31	三宅伊島噴火及び新島・神津島近海地震(M6.5)	東京都	1人
2004.10.20,21	台風23号	全国	98人
2004.10.23	新潟県中越地震(M6.8)	新潟県	68人
2005.12~06.3	平成18年豪雪	北陸地方を中心とする日本海側	152人
2007.7.16	新潟県中越沖地震(M6.8)	新潟県	15人
2008.6.14	岩手・宮城内陸地震(M7.2)	東北（特に宮城、岩手）	23人
2010.12~11.3	雪害	北日本から西日本にかけての日本海側	131人
2011.3.11	東日本大震災(M9.0)	東日本(特に宮城、岩手、福島)	22,303人
2011.8.30~9.5	台風12号	近畿、四国	98人
2011.11~12.3	大雪等	北日本から西日本にかけての日本海側	133人
2012.11~13.3	大雪等	北日本から西日本にかけての日本海側	104人
2013.11~14.3	大雪等	北日本から関東甲信越地方(特に山梨県)	95人
2014.8.20	8月豪雨(広島土砂災害)	広島県	77人
2014.9.27	御嶽山噴火	長野県、岐阜県	63人
2016.4.14~4.16	熊本地震(M7.3)	九州地方(特に熊本)	273人
2018.6.28~7.8	7月豪雨	全国(特に広島、岡山、愛媛)	271人
2018.9.6	北海道胆振東部地震(M6.7)	北海道	43人
2019.10.10~10.13	令和元年東日本台風	関東、東北地方	108人
2020.7.3~7.31	令和2年（2020年）7月豪雨	全国（特に九州地方）	88人
2021.7.1~7.14	令和3年(2021年)7月1日からの大雨	全国(特に静岡)	29人
2021.8.7~8.23	令和3年(2021年)8月の大雨	全国(特に長野、広島、長崎)	13人

内閣府「令和4年版防災白書」より

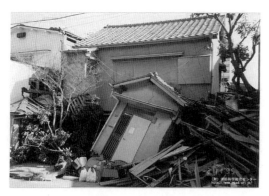
1995年阪神・淡路大震災による住家被害（神戸市長田区）

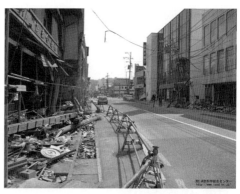
2011年東日本大震災による津波被害（宮城県気仙沼市）

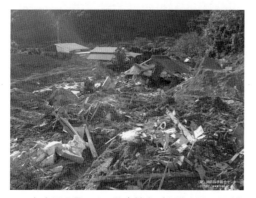
2011年台風12号による住家被害（和歌山県田辺市）

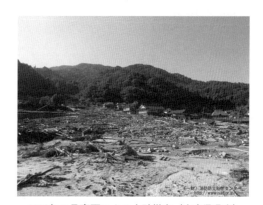
2018年7月豪雨による土砂災害（広島県呉市）

＊上記写真は一般財団法人消防防災科学センター「災害写真データベース」より。

1.2　三重県内における自然災害

　三重県では100年〜150年周期で大きな地震が繰り返し発生している。1944年に志摩半島南々東約20キロ沖の海底を震源とする東南海地震では，M8.0の地震による強い揺れと津波により三重県内の死者・行方不明者は406人，負傷者607人，家屋倒壊11,558戸となった。その2年後の1946年には和歌山県潮岬南南西沖78kmを震源とする昭和南海地震が発生し，M8.0の地震による強い揺れと津波の発生により，死者11人の被害を出した。東南海地震の発生からすでに75年以上経過しており，本来であれば同時に発生してもおかしくないとされていた南海トラフでは，1854年の安政東海地震以降150年以上にわたって地震が発生していない状態が続いている。南海トラフ地震が今後30年以内に発生する確率は70〜80％とされており，いつ起こってもおかしくない状況にある。南海トラフ地震よる被害は，東日本大震災を上回ると言われ，三重県だけでも人的被害は5万人に上ると推定されている。

　また，三重県は南北に長く東側は海に面している。台風の進路に位置することもあり，何度も大きな被害を受けてきた。1959年に発生した伊勢湾台風では高潮の時間と重なったことで愛知・三重で4300人近い犠牲者を出す大規模災害となった。そして2004年に発生した台風21号では旧宮川村（現大台町）で1時間に110mを越す豪雨があり，斜面崩壊や土石流の発生によって死者6名，行方不明者1名の人的被害が発生した。2011年に三重県南部を中心に甚大な被害をもたらした紀伊半島大水害で

は，死者2名，行方不明者1名，住家被害2,763棟となった。

1.3　過去の災害から考える

　1.1，1.2では過去の自然災害について紹介した。自然災害を防ぐことは出来ないが，事前に準備などを行うことで被害を小さくすることは可能である。過去に発生した災害時の写真などを見ながら，事前にどのようなことに取り組めば被害を抑えることができたかを考えてもらいたい。

② 　災害への備え

　災害はいつ発生するかわからない。いつ起こるかわからない災害に対して，平時から備えることが大切である。そのためには災害を想定した防災訓練への参加や，食料・水といった物資の備蓄（買い置き）が大切である。

2.1　防災訓練

　災害はいつ発生するかわからない。そのためにも日頃から防災訓練などを通して，災害に備えることが重要である。防災訓練にも様々な種類がある。代表的なものは表のとおりである。

訓練名	概要
初期消火訓練	消化器の使い方や消火栓の基礎的な使い方を身に着けるための訓練
救出・救護訓練	倒壊家屋などの下敷きになった人の救出や怪我人の応急手当てなどをできるようになるための訓練
情報収集・伝達訓練	通信手段が途絶又は混乱する中で，必要な情報を収集し，関係機関等からの情報を正しく伝達するための訓練
避難誘導訓練	突発的な災害に対して，安全な場所に早く避難できるようにするための訓練
給食給水訓練	災害時に救援物資や飲料水の配給，炊き出しなどを円滑に行うための訓練
避難所運営訓練	避難所で様々な活動を円滑に行うための訓練
図上訓練	参加者が災害時に想定される危険等を地図上に書き込んでいく訓練（通称DIG（Disaster Imagination Game＝災害想像ゲーム）

2.2　備蓄

　あなたは災害に備えて食料や水などを備蓄しているだろうか。「何か起これば自治体がなんとかしてくれるだろう」と思っているかもしれないが，残念ながら全ての住民が数日間しのげるだけの備蓄は皆無である。南海トラフ地震発生時における国の活動内容等を定めた「南海トラフ地震における具体的な応急対策活動に関する計画」（平成27年3月）に基づき，南海トラフ地震防災対策推進地域に指定されている地域のうち，多数の避難者が見込まれかつ家庭や公的備蓄だけでは食料などが不足すると見込まれる地域に対して，国はプッシュ型支援を実施する計画である。プッシュ型支援とは，被災した地域からの具体的な要請を待たずに，必要不可欠と見込まれる物資を国が調達し，被災地へ送

るものである。具体的には食料，毛布，育児用調整粉乳，乳児・小児用おむつ，大人用おむつ，簡易トイレの6品目がこの対象となっている。

　国の計画では発災から3日間は家庭等の備蓄と被災した地方公共団体における備蓄で対応することを想定している。すなわち発災から3日間を想定した備蓄を考える必要がある。「備蓄」と聞くと難しく思うかもしれないが，食料や水などを日常的に買い置きしたり，消費する商品よりも少し多めに購入し，食べた分をこまめに補充する「ローリングストック法」の活用などもある。また食物アレルギーなどがある場合は3日目以降についても十分に食料などを入手することが難しいこともあるため，特に注意が必要である。個人や家庭の状況に応じて備蓄する物を調整する必要がある。以下に一般的な備蓄品を示す。これらがリュックサックなどに「防災セット」として1つのパッケージとなった商品なども販売されているので，自分にあったものを準備しておくことが重要である。

　以下の表を見ながら，自分自身が必要だと思う物に記しをつけること。また，記載の物以外で必要なものがあれば加筆してほしい。

一般的に必要とされる備蓄品

食　　　　料	米，パン，もち，乾麺，インスタント麺類，シリアル類，缶詰，レトルト食品，栄養補助食品（カロリーメイトやバランスパワーなど）など
飲　料　水	ペットボトル入り飲料水
生 活 必 需 品	トイレットペーパー，ティッシュペーパー，ウェットティッシュ，ラップ，ビニール袋，ゴミ袋，カセットコンロ（ボンベ含む），懐中電灯，乾電池，モバイルバッテリ，充電ケーブルなど

状況に応じて必要とされる備蓄品

乳幼児・高齢者が い る 家 庭	紙おむつ，おしりふきシート，医薬品，粉（液体）ミルク，哺乳瓶，離乳など
女　　　　性	生理用品など
食物アレルギー	アレルギー対応食品，発作時に必要な薬品

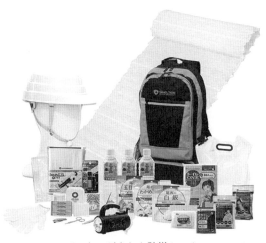

パッケージされた防災セット
（写真：株式会社LA・PITA提供）

2.3 避難情報と避難場所

　市町などから避難情報が発令された場合，テレビやラジオ，インターネット，防災行政無線や広報車などで連絡がなされることになっている。また最近では携帯電話に対して「緊急速報メール」でも同様の情報が配信される。原則としてエリア内の端末全てに配信されるが，電波状況によっては配信されないこともあるため注意する必要がある。

　避難情報は「警戒レベル1」から「警戒レベル5」まで設定されており，数字が大きくなるにつれ危険度が高くなる。警戒レベルに応じた行動指標は表のとおりである。

警戒レベルと行動

警戒レベル	状況
1	危険性は低いが，最新の防災気象情報などを参考に災害への心構えを高める。
2	「大雨注意報」や「洪水注意報」などが発表され，災害に対する注意が高まっている状態。状況が悪化した時に備え，ハザードマップなどで避難行動を確認する。
3	市町から「避難準備・高齢者等避難開始情報」が発令された段階。避難に時間のかかる高齢者や要介護者等は安全な場所へ避難をする。また土砂災害や河川付近の住民についてもこの段階で避難することが望ましい。それ以外の地域についてもいつでも避難ができるよう準備をする。
4	市町から「避難勧告」や「避難指示（緊急）」が発令された段階。対象地域に居住する人は全員速やかに避難してください。指定避難場所への移動が困難であったり危険な場合は，近隣な安全な場所へ緊急避難をする。
5	市町から「災害発生情報」が発生された段階。すでに災害が発生している状況であり，命を守るための最善の行動をとる。

首相官邸「防災の手引き～いろんな災害を知って備えよう」より

　避難情報を踏まえ，立退き避難が必要な場合には，事前に定められた指定緊急避難場所へ避難する必要がある。ただし，周辺ですでに災害が発生しているなど，立退き避難によって危険が増す場合は，避難できる範囲内で最も安全な場所に避難することが重要である。指定緊急避難場所と指定避難所は目的が異なるため事前に確認するなどして注意をする必要がある。

　また，災害時に慌てないよう，事前にハザードマップで危険な箇所を確認したり，避難場所を確認することが重要である。居住する市町のHPなどで公開されていることが多いため，各自確認しておくことが望ましい。

〈指定緊急避難場所〉

　災害の危険から命を守るために緊急的に避難する場所。災害発生時は，その災害に対応してしる指定緊急避難場所へ避難する。災害種別ごとに指定されている（洪水，崖崩れ・土石流及び地滑り，高潮，地震，津波，大規模な火事，内水氾濫，火山現象）。対象の災害が及ばない学校のグランドや駐車場，ビルなどがこれにあたる。

〈指定避難所〉

　災害の危険性があり避難した住民等が，災害の危険性がなくなるまでの期間滞在したり，災害により自宅へ戻れなくなった住民等が一時的に滞在することを目的とした施設。学校や体育館，公民館などがこれにあたる。

③ 避難所HUG

　避難所HUGは，避難所運営を考えるための一つの手段として静岡県が開発したものである。HUGの語源は，避難所（Hinanjyo）運営（Unei）ゲーム（Game）からきている。それぞれのカードには避難者の年齢や性別，国籍やそれぞれが抱える事情が書かれている。これらのカードを，避難所である体育館や教室に見立てた平面図にどれだけ適切に配置できるか，そして避難所で発生する様々な出来事にどのように対応していくかを疑似的に体験するゲームである。このゲームを通して，様々な事情を抱える人々に配慮しながら部屋割りを考えたり，支援物資の保管場所や仮設トイレなどの配置，視察や取材対応などの出来事に対して，チームで意見を出し合いながらゲーム感覚で避難所の運営を学ぶことができる。

〈配布物〉

　・HUGカード（250枚－1箱）
　・マジック
　・付箋
　・HUG配布物一覧
　・イベント記録用紙
　・敷地図（A3－1枚）
　・体育館平面図（A4－4枚）
　・ゲーム使用シート（A4－27枚）
　・防災用語集
　・ゲーム設定条件

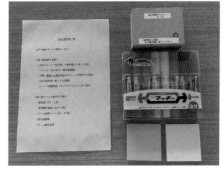

準備物の一例

〈ゲームの進め方〉

（1）机を対面にし，机の上にある不要な物を片付ける。

（2）準備物一式を受け取る。

（3）読み上げ係と記録係を決める。

（4）ゲームのルールや条件に関する説明を聞く。

（5）各種用紙を机上に展開する。

（6）ウォーミングアップ

・教職員が1番から15番までのカードを読み上げる。

・プレイヤーは世帯主ごとに読み上げ係から渡される避難者カードをどのように配置するのかを相談する（各種用紙への書き込み可能）。

・15番までのカードの中に「誰ともなく受付を作ろうと言った。」というイベントカードが入っている。
　　このカードは「受付の場所を決めよう」という意味である。チームメンバーで相談し受付の場所を
　　決め，敷地図もしくはフロア図のいずれかに「受付」と記入する。

（7）本番スタート

　　ウォーミングアップが終了したチームから順次15番以降のカードを読み上げ，ゲームを始める。

（8）ゲーム終了

　　避難者カードを全て配置し終えた時点でゲームは終了となる。制限時間内に終了できない場合は，
配置できたところまでで終了とする。カードはそのままにしておく。

（9）チームメンバーでの振り返り

　　チームメンバーで気づいたことや感じたことなどを簡単に共有する。

（10）他チームのカード配置を見に行く

　　他のチームがどのようにカードを配置しているか見学し，自チームとの違いを知る。

（11）振り返りシートをまとめる

　　避難所HUGを体験して気づいたことや感じたこと，他チームのカード配置を見て気づいたことな
どを振り返りシートへまとめる。

（12）チーム内での共有

　　振り返りシートをもとに各自が気づいたことや感じたことなどをチーム内で共有する。

（13）クラス発表

　　チームごとに感想や気づいたことなどを全体に発表する。

（14）教職員からの総括

（15）片付け

　　カードを1番から250番まで並べる。その他配布物を全て返却し，机や椅子を元どおりに片付けら
れたチームから順次終了となる。

〈ゲームのルール〉

　　・ネームカードを必ず着用する。

　　・ゲーム中は全員が起立して取り組む。

　　・避難者カードは世帯単位で読み上げる。

　　・読み上げられたカードは世帯ごとに読み上げ係がプレイヤーへ渡す。

　　・読み上げ係はプレイヤーにはならない。

　　・原則として世帯単位での避難を基本とする。

　　・避難者カードやイベントカードの情報は復唱するなどしてチーム内で共有する。

　　・避難者カード1枚あたり1.5m×2.0m＝3平米する（避難者一人に対して最低限必要とされる面
　　　積。子供はこの半分のスペースでも良い）

　　・読み上げ係は臨場感を出すためにカードを次々と読み上げていく。プレイヤーの対応能力を少し
　　　超えるぐらいのスピードが望ましい。

　　・イベントカードで与えられる様々な出来事への対応結果については，イベント記録用紙に記録係
　　　が記入する。

④ 振り返り

講義や体験を振り返り，自己チェックをしてください。

1．災害に関して

☐日本国内で過去に発生した自然災害を知ることができた。

☐三重県内で過去に発生した自然災害を知ることができた。

☐大規模災害発生時に必要な備蓄品について考えることができた。

2．避難所HUG

☐災害時に避難所で起こりうることを知り，その対処方法についてチームメンバーと考えることができた。

☐チームメンバーと協力して取り組むことができた。

☐他チームのカード配置を見て，自チームとの違いを考えることができた。

☐気づいたことや感じたことをチームメンバーで共有することができた。

☐自分自身の意見やチームの意見を他者に発表することができた。

☐他者の発表を聞き，自らの考えを振り返ることができた。

参考文献

・農林水産省「食料の家庭備蓄をめぐる状況（H30.12.26）」
http://www.maff.go.jp/j/study/bitiku/01/attach/pdf/index-１.pdf（2019.12.１閲覧）

・三重県「災害時の緊急物資等にかかる備蓄・調達の方針（H28.3）」
http://www.pref.mie.lg.jp/common/content/000718606.pdf（2019.12.１閲覧）

・内閣府「防災情報のページ—特集災害の備え，何をしていますか」
http://www.bousai.go.jp/kohou/kouhoubousai/h22/09/special_01.html（2019.12.１閲覧）

・一般財団法人日本気象協会「トクする！防災」
https://tokusuru-bosai.jp/（2019.12.１閲覧）

・内閣府防災「防災白書」
http://www.bousai.go.jp/kaigirep/hakusho/index.html（2019.12.１閲覧）

・内閣府「令和４年版防災白書」（2022.9.14閲覧）
https://www.bousai.go.jp/kaigirep/hakusho/pdf/r4_all.pdf

・三重県「台風21号による大台町（旧宮川村）の土砂災害への対応（H19.7）」
http://www.pref.mie.lg.jp/common/content/000019356.pdf（2019.12.１閲覧）

・三重県「紀伊半島大水害〜平成23年台風12号による災害の記録〜」
http://www.pref.mie.lg.jp/D１BOUSAI/72398007985.htm（2019.12.１閲覧）

・三重県「歴史の情報蔵 戦時下の三重県に大きな被害，東南海地震」

http://www.bunka.pref.mie.lg.jp/rekishi/kenshi/asp/arekore/detail.asp?record=42（2019.12.1 閲覧）

・鳥取県「自主防災組織活動マニュアル」
https://www.pref.tottori.lg.jp/173297.htm（2019.12.1 閲覧）

・静岡県地震防災センター「避難所HUG」
http://www.pref.shizuoka.jp/bousai/e-quakes/manabu/hinanjyo-hug/index.html（2019.12.1 閲覧）

・ALSOK「災害図上訓練とは？企業の防災力を確実に高める方法」
https://www.alsok.co.jp/corporate/bsl_column/dig.html（2019.12.1 閲覧）

・四日市市「防災情報」
https://bousai2.city.yokkaichi.mie.jp/home/index.html（2019.12.1 閲覧）

・防災みえ（三重県）「自主防災リーダーハンドブック」
http://www.bosaimie.jp/static/X_MIE_mhf00（2019.12.1 閲覧）

・一般財団法人消防防災科学センター「災害写真データベース」
http://www.saigaichousa-db-isad.jp/drsdb_photo/photoSearch.do（2019.12.1 閲覧）

・伊勢新聞「〈みえ平成史〉旧宮川村の台風21号豪雨　災害備え語り継ぐ（2019.4.26）」
https://www.isenp.co.jp/2019/04/26/31234/（2019.12.1 閲覧）

・FNN PRIME「最悪の場合死者32万人以上…「南海トラフ巨大地震」とは（2019.5.24）」
https://www.fnn.jp/posts/00046436HDK（2019.12.1 閲覧）

・日野宗門，避難所HUG（ハグ），地域防災，2015，pp.28-31

（河尻　純平・森田　賢太・多田　智美）

第 5 講

認知症サポート
ハンディのある人との接し方と認知症

　2030年には高齢者の約23％，約830万人が認知症になるという国の推計がある。これは高齢化が進む日本にとっては大きな課題である。

　認知症はもの忘れだけではなく，不安感が強まるとイライラしたり，怒りっぽくなったりと色々な行動・心理症状（BPSD）も現れ，そのケアは家族だけでは担えない。

　たとえ認知症になっても，今まで通り自由に外出ができ，買い物などもできる普通の暮らしが続けられれば，本人は幸せだし，家族の負担も減る。そんな社会の実現には，地域の理解と支援が欠かせない。

　そこで，本学は1年生全員に「認知症サポーター」の養成講座を受講してもらい，認知症サポーターに認定している。認知症サポーターの役割は，認知症に対する正しい知識と理解を持ち，本人だけではなくその周りの家族にとってもよき理解者であり，地域の認知症の人が穏やかに生活できるように見守り，支援していくことである。スーパーや公園などで，認知症で困っている人を見かけたとき，「何かお困りですか」，「何かお手伝いできることはありませんか」と勇気を出して声かけをしてみることである。何か特別なことをしなければならないというわけではなく，それぞれが自分にできることを考え，できる範囲で支援すればよい。大切なことは，認知症を正しく理解し偏見を持たないことである。

　認知症は誰もがなり得る病気である。他人事ではなく自分事として考え，認知症に対して正確な知識と理解を持ち，認知症になっても自分らしく生きられる地域社会について学んでほしい。

行動目標
①認知症の原因となる病気を説明することができる。
②認知症の症状を説明することができる。
③認知症を抱える人の気持ちを感じ取り，説明することができる。
④認知症を抱える人への声かけの方法を理解し，ロールプレイを行うことができる。
⑤グループにおいて認知症を抱える人へのサポート方法を話し合うことができる。

1 認知症の基本

1.1 認知症の定義

　認知症とは，後天的な脳の障害によって，いったん正常に発達した知的機能が持続的に低下し，日常生活に支障をきたすようになった状態である。したがって，先天性あるいは発育期に知的障害が生

じる精神発達遅滞とは区別される。

1.2　認知症の原因疾患

　「認知症」は疾患名ではなく，あくまでも状態を表す用語であり，原因となる疾患には多数のものがあり，複数の疾患で認知症の状態が表れている場合もある。表-1は認知症になりうる疾患を原因別に示したものである。以下，代表的な認知症と，認知症の予備軍といわれている軽度認知障害と若年性認知症について述べる。

表-1　認知症の原因による分類

1．神経変性疾患による認知症
アルツハイマー型認知症，レビー小体型認知症，前頭側頭葉変性症，パーキンソン病など
2．脳血管障害による認知症
血管性認知症など
3．感染性疾患による認知症
進行麻痺，ヘルペス脳炎，クロイツフェルト・ヤコブ病など
4．脳外科的疾患による認知症
慢性硬膜下血腫，正常圧水頭症，脳腫瘍による認知症，外傷性脳障害など
5．その他の認知症
アルコール性認知症など

出所：本間昭　編　介護福祉士養成テキストブック『認知症の理解　第2版』ミネルヴァ書房，2017，50頁を参考に筆者作成

(1)　アルツハイマー型認知症

　日本の高齢者に一番多い認知症であり，健忘症から徐々に発症し緩やかに進行する。高齢になるほど発症頻度が高くなり，男性より女性の方が多く見られる。

・記憶障害から始まり，近時のエピソード記憶（数分から数日前の出来事に関する記憶）の障害が目立ってくるが，一方で，即時記憶（30秒以内の記憶：電話番号の復唱など）や遠隔記憶（昔のこと）は保たれている。

・失見当識（時間や居場所，季節がわからない）があり，これらを背景因子として，妄想や徘徊などの行動・心理症状（BPSD）が現れる。

・思考力，判断力，注意力や実行機能（物事を総合的に判断し，適切に実行する機能）などが障害されるが，病識を欠き，人前ではニコニコと愛想がよく，言い訳をして取り繕うのが特徴である。

・初期には，運動麻痺や運動失調（運動が下手になる），パーキンソン症状などの運動障害がなく元気に歩行ができる。

(2)　血管性認知症

　脳出血や脳梗塞，くも膜下出血などの脳血管障害に起因して生じる認知症のことを指し，日本で2番目に多い認知症である。発病の背景には慢性の高血圧症や脳動脈硬化がある。また，糖尿病や高脂血症も血管性認知症を引き起こしやすくなる原因となる。階段状に進行し，進行の個人差は大きい。

・記憶障害や見当識障害を認めても完全に欠落しているわけではなく，認知機能が比較的保たれている部分とそうでない部分があり，「まだら認知症」が出現していることが多い。

・精神症状としては，意欲の低下や自発性の低下，突然怒る・泣くなどの感情失禁，夜間せん妄などが出現しやすい。

・神経症状を伴うことが多く，脳梗塞からくる片麻痺のほか，言語障害や嚥下障害を示すことが多く，食事のむせが誤嚥性肺炎を起こしやすくするので注意が必要である。

表-2　血管性認知症とアルツハイマー病の比較表

	血管性認知症	アルツハイマー病
発症と経過	突然に発症，階段状に進行	緩徐に発症，徐々に進行
症状の変化	症状の変動あり	進行性に悪化
症状進行の個人差	大きい	比較的小さい
認知症の内容	まだら認知症	全般的に障害
病　識	晩期まで保たれる	早期から消失
行動・心理症状	夜間せん妄，強制泣き・笑い	徘徊・妄想
神経学的巣症状	合併が多い	合併が少ない
言語障害	多い	少ない
合併しやすい疾患	高血圧，糖尿病，高脂血症，心疾患	特になし

出所：山口春保・佐土根朗『認知症の正しい理解と包括的医療・ケアのポイント』協同医書出版社，2010，
　　　113頁を参考に筆者作成

(3) レビー小体型認知症

　大脳皮質を含む広範な中枢神経に，多数のレビー小体が出現している疾患で，緩徐に発症し進行する認知症。注意や意識レベルの変動があり，認知症の症状が変動することが特徴である。

　良いときは，日時や場所も答えられ，会話も成立するのに対して，悪いときは，話がわからず，見当識も障害される。比較的最近に認識されるようになった疾患だが，アルツハイマー型認知症，血管性認知症とともに3大認知症といわれている。

・精神症状としては，繰り返し出現するリアルで鮮明な幻視（鮮明な再発性幻視体験）が見られることである。「そこに犬がいるから気をつけて！」，「知らない男の人が3人家の中に入って来て，お茶を飲んでいた」など生々しい幻視を話し，しかも本人はそれを覚えていることである。さらに，見えているもの（例えば犬やヘビ）を追い払おうとする動作や殺虫剤を撒くなど，幻視に反応する動作が見られることがある。

・神経症状としては，パーキンソン症候群（固縮・小刻み歩行）がみられる。

・その他の症状としては，パーキンソン症候群や注意障害のために「繰り返す転倒」や起立性低血圧による「失神」が高頻度に見られることである。

(4) 前頭側頭葉変性症

　前頭葉と側頭葉が障害される疾患グループの名前であり，前頭側頭型認知症（FTD：従来の前頭葉優位型ピック病とほぼ同様），進行性非流暢性失語（PNFA），意味性認知症（SD：従来の側頭葉

優位型ピック病とほぼ同様）の３つの病型が含まれる。

　前頭葉と側頭葉に萎縮が見られ，緩徐に発症し，進行するのが特徴である。**常同行動**（時刻表的な行動），**常続言語**（例えば「薬を飲みます」という言葉を文脈に関係なく談話の途中で何度もしつこく繰り返すなど），**食行動異常**（過食，嗜好の変化，例えば，まんじゅうを食べ始めると，抑制がきかず，なくなるまで一箱でも食べてしまうなど）は，３つの症候群に共通してみられる。性格変化と社会性の消失が早期からみられるが，記憶や視空間認知は保たれている。

・前頭側頭型認知症（FTD）は，人格変化や行動障害が目立つ。

　礼儀や身なり，対人関係に対して無関心になる。何を聞いても「わかりません」と答え，身の回りのことが面倒になって何もしないといったことがみられる。

　また，脱抑制（「わが道を行く」行動）がみられるようになる。窃盗や性的逸脱行為などの反社会的行動を起こすことがある。例えば，本人には悪気がなく，食べたいから店先のものを取って食べたり持ち去ってしまい，万引きとして捕まってしまう。ところが病識がないので，悪いことをしているという意識がなく，なぜ逮捕されるのか理解できないケースである。

　さらに，常同行動がみられるのも特徴である。例えば，毎朝６時に起きて，毎日同じメニューの朝食を作り，朝食後同じスーパーに行って同じものを買ってくるという行動や，ケアの現場では，いつも同じ場所に座らないと怒り出すということなどがある。

・進行性非流暢性失語は，流暢に話すことができなくなり，話すことに努力を要し，発語量が少なくなってくる。

・意味性認知症では，自らは流暢に話しをするが，耳から聞いた言葉の意味を理解できない。例えば，「今の季節は何ですか」と聞くと「季節って何のこと？」と言い，答えることができない。「季節」の意味がわからないのである。

(5) 慢性硬膜下血腫

　頭部外傷をきっかけに硬膜下に生じた血腫が少しずつ体積を増して脳を圧迫し，認知機能障害や運動麻痺，さらには呼吸抑制をきたすこともある。

　早期に診断して血腫除去手術をすると，脳の圧迫がとれて，脳機能も元の状態近くまで回復する場合もある。しかし，保存的治療ですむ場合もあるので，高齢者の元気がなくなり，歩行が不安定になる，元からあった認知症が急速に悪化する場合などは，この疾患を疑って，CTかMRIをチェックする必要がある。

(6) 特発性正常圧水頭症

　脳脊髄液は毎日500mlほど脳室内でつくられて，脳幹部で脳室外に流れ出た後，脳表をめぐって頭頂部の髄膜で吸収される。この流れや吸収が悪くなり「産生＞吸収」の状態になると，水頭症を発症する。高齢者に見られる特発性正常圧水頭症では，歩行障害，失禁，認知症を３主徴とする。髄液のシャント術により治療可能であるが，認知症症状は数ヶ月で急速に進行するため，早期発見・早期治療が重要である。

(7) 軽度認知障害（Mild Cognitive Impairment：MCI）

2003年にストックホルムで開催された国際ワークショップで，軽度認知症（MCI）については，次のような統一的な診断基準が提唱された。

①正常ではなく認知症でもない（Not normal, not demented）

②本人や家族から認知機能低下に関する訴えがあり，同時に，または客観的な認知機能（神経心理テストなど）の経時的低下がみられる

③基本的な日常生活能力（ADL）は維持されており，複雑な手段的生活機能（IADL）の障害は軽度にとどまる

それによると，軽度認知障害というのは，「認知機能は正常ではなく低下しているが認知症の診断基準も満たさない，認知機能の低下の訴えは聞かれるが基本的な日常生活能力は自立している，複雑な日常生活機能の障害は軽度にとどまる」と定義している。

認知症予備軍と言われるMCIの人々が認知症を発症しないよう，早期に正しい診断を行い脳活性化リハを含めた適切な対応をとることが，介護予防の面からも喫緊の課題といえる。

(8) 若年性認知症

65歳未満に発症した認知症を指す用語で，疾患名や単一の病態を示すものではない。2020（令和2）年3月発表の，厚生労働省の若年性認知症についての調査によると

・全国で推計3万5700人いることがわかった。

・18-64歳人口における人口10万人あたり若年性認知症者数は50.9人であった。

・推定発症年齢の平均は54.4±6.8歳であった。

・高齢者の認知症ではアルツハイマー型認知症の比率が一番高かったが，若年性認知症では一番比率が高かったのは，脳血管性認知症であった。

レビー小体型認知症／パーキンソン病による認知症 4.1%
その他 12.6%
外傷による認知症 4.2%
アルツハイマー型認知症 52.6%
前頭側頭型認知症 9.4%
脳血管性認知症 17.1%

厚生労働省発表　令和2年3月

若年性認知症の特徴

①身体的エネルギーが高い

②男性の割合が高い

③「働き盛り」で発症した人が多く深刻な経済的問題が起きる

子どもが，まだ学齢期であったりして，経済的依存している場合が多い

④認知症により，地位，役割を喪失することによる心理的影響が大きい

今までのように仕事ができなくなり，自信を失い，職場で中傷を受け，嫌な思いをすることもある。

その結果，うつ状態やフラストレーションがたまる**→家族へ攻撃行動**

⑤偏見，周囲の無理解から孤立する危険性が高い

その要因として挙げられるのは，「認知症は高齢者がなるものとして，40〜50歳代の認知症の存在を知らない。

認知症とわからず，精神疾患（特にうつ病）や怠け者とみて対応され，確定診断に2〜5年かかっ

ている」などの理由である。

また，対応が難しい，個別対応で手がかかるなどの専門家の偏見のため，施設介護が拒否され家庭介護をせざるを得ない状況となり→**家庭生活が破綻**

・介護者は他者の目を気にして，家に閉じ込め，無理を押し付け，トラブル・虐待が起こる

・介護者は病気の受容ができない（家庭不和）

・介護疲れで燃え尽き状態になる（うつ状態）

表-3　健康な高齢者の加齢に伴うもの忘れと認知症のもの忘れ

ふつうのもの忘れ	認知症のもの忘れ
体験の一部分を忘れる	全体を忘れる
記憶障害のみがみられる	記憶障害に加えて 判断力の障害や実行機能障害がある
もの忘れを自覚している	もの忘れの自覚に乏しい
探し物も努力して見つけようとする	探し物も誰かが盗ったということがある
見当識障害はみられない	見当識障害がみられる
作話はみられない	しばしば作話がみられる
日常生活に支障はない	日常生活に支障をきたす
きわめて徐々にしか進行しない	進行性である

出所：日本認知症ケア学会『地域における認知症対応実践講座 I 』（株）ワールドプランニング，2006，11頁

1.3　見られやすい症状

（1）中核症状とは

　症状の強さは人によって違いはあるが，ほとんどすべての人に見られる症状

　　・記憶障害

　　・判断力の障害

　　・問題解決能力の障害

　　・実行機能障害

　　・失行・失認・失語など

（2）認知症の行動・心理症状（周辺症状）（BPSD）

　行動・心理症状（Behavioral and Psychological Symptoms of Dementia：BPSD）のことである。中核症状に身体的要因，心理社会的要因，環境的要因が働き，そのために作り出される症状である。

　従って，周囲の関わり次第で改善する可能性が高い症状である。

　認知症の人が安心・安全に暮らすためには，本人が暮らす1日の生活の流れに沿って，本人に影響を及ぼしているのが何かを注意深く観察しながら，本人の状態が悪くなる要因をひとつずつ取り除くケアが極めて重要である。上手なケアは薬に勝る。

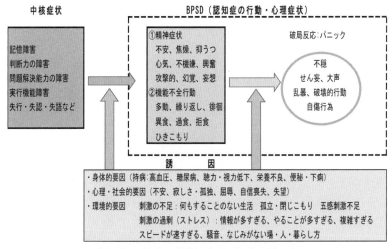

（図1）認知症の症状の出現と悪化の引き金

出所：日比野正巳・佐々木由恵・永田久美子『痴呆バリア・フリー百科』TBSブリタニカ，
2002，55頁を参考に筆者作成

② 認知症の人が自分らしく暮らし続けるための支援

2.1 広がる支援の可能性

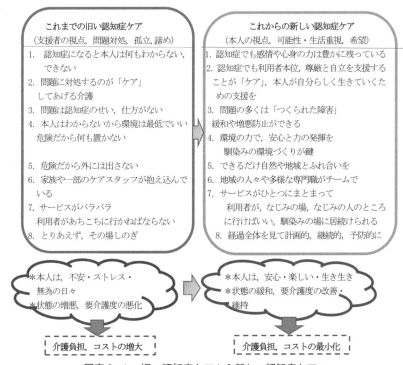

図表2-1　旧い認知症ケアから新しい認知症ケアへ

出所：認知症介護研究・研修東京センター『センター方式の使い方・活かし方』中央法規，2005，
17頁を参考に筆者作成

現在では認知症本人に焦点をあて，認知症の人がいかにその人らしく暮らせるかという視点でとらえるように変わってきた。

2.2　認知症本人の声

(1)　クリスティーン・ボーデン（クリスティーン・ブライデン）氏

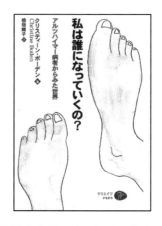

1995年46歳でアルツハイマー病と診断され，1996年，オーストリア政府の首相・内閣省，第一次官補を退職。1998年には，前頭側頭型認知症と再診断される。8月，"Who will I be When I die?" を出版。日本語版『私は誰になっていくの？―アルツハイマー病者から見た世界』を2003年に出版。

1999年に再婚，クリスティーン・ブライデンとなる。

2001年，ニュージーランドで開かれたアルツハイマー国際会議で，初めて認知症の本人として講演をし，医療やケアの改革に大きく貢献してきた。20年以上にわたり世界各地で講演を行い，認知症の本人が語りを通じて従来の認知症の常識を大きく変えた。

その著書『私は誰になっていくの』の中で，「なぜ，脳細胞の身体的故障を身体の他の部分の故障以上に恥じるのだろうか。私たちは正気を失っているのではなく，病気なのである。だから，どうか私たちが尊厳を保てるように扱い，私たちのことを笑い者にしたり，恥じたりしないでほしいと思う」[1] と警告を発している。

また，『認知症の人の心の中は「失敗しないだろうか」「叱られたり・否定されないだろうか」「心が落ち着かない」「不快な思い」「恥ずかしい」「自尊心の揺らぎ」「私は大切な存在なんだろうか」など，その時々の環境条件や人間関係,関わり方の巧拙によって，さまざまな感情が渦巻いている。

しかし，「この気持ちをどのように表現したらよいのかわからない」「頭の中が真っ白な感じで，ぐらぐら揺れている」など，どのようなコミュニケーションを返したらよいかわからず，立往生したくなる状況を，クリスティーン・ブライデンは「まるで爪を立てて絶壁に張り付いているような感じ」と，恐怖を語り，「異常な状況に異常な反応をするのは正常である」』[2] と述べている。

(2)　認知症とともに生きる希望宣言

一足先に認知症になった私たちからすべての人たちへ

1．自分自身がとらわれている常識の殻を破り，前を向いて生きていきます。
2．自分の力を活かして，大切にしたい暮らしを続け，社会の一員として，楽しみながらチャレンジしていきます。
3．私たち本人同士が，出会い，つながり，生きる力をわき立たせ，元気に暮らしていきます。
4．自分の思いや希望を伝えながら，味方になってくれる人たちを，身近なまちで見つけ，一緒に歩んでいきます。
5．認知症とともに生きている体験や工夫を活かし，暮らしやすいわがまちを，一緒につくっていきます。

わが国でも，認知症の本人が自分の思いを語り始めてきた。そして，2018年11月１日に，日本認知症本人ワーキンググループ（JDWG）が，上記の「認知症とともに生きる希望宣言」を表明した。

(3) 安田日出子氏（三重県鈴鹿市在住）

　小学校の教諭をしていた2015年（55歳）にアルツハイマー病と診断される。最初は，認知症の病気が受け入れられず「一生懸命に頑張っているのに，何で認知症にならなくてはいけないの！」と，仕事ができなくなった悔しさや悲しさ，憤りなど，怒りでいっぱいの状態であったが，「レイの会」や「家族みまん。」との出会いにより，少しずつ認知症の自分を受け入れられるようになった。今は，同じ病気の仲間と共に，認知症になったらすべてを忘れるという昔ながらのイメージを払拭し，認知症への正しい理解を深めてもらうことを目指して活動している。

①理解してもらいたいこと

・昔ながらの，何もできない人という考えや，見方をやめてほしい。

　かわいそう，同情，哀れみはいらない。必要なのは，理解と思いやりの心。

・困っている人がいたら「何かお困りですか」，「何かお手伝いできることはありませんか」という声掛けがうれしい。

②今の想い

・認知症になったことは不運だったけど，私は，かわいそうな人ではありません。

・教員としてでは，ない，全く違った人生があったんだなぁと思っている。

・今は前向きに，その人生を楽しんでいる。なったからには，認知症ライフを満喫している。

③ 自作の川柳

・自己有用感　私ってすごい　自分で自分をほめる

・ゆっくり　はっきり　話してね　私の脳は不調です

・記憶よ　とどまれ　わが心の淵に

・認知症も悪くない　友を得て　そう思う

・認知症　それがどうした　受けて立つ

・大くすの　木のごとく腹すえて　生きる

2.3　認知症対策の動向

　「痴呆」　→　「認知症」に呼称変更（2004年12月24日）

「認知症を知り地域をつくる10か年」キャンペーン（2005年４月スタート）

　①認知症サポーター100万人キャラバン

　　2009年→100万人　　2014年９月30日現在→5,445,126人　　600万人が目標

　　2019年12月31日末→12,344,701人（うちキャラバンメイト数166,065人）

　②「認知症でもだいじょうぶまちづくり」キャンペーン

　③認知症の人の「本人ネットワーク支援」

　④認知症の人や家族の力を活かしたケアマネジメントの推進

「**認知症の医療と生活の質を高める緊急プロジェクト**」（2008年7月10日厚生労働省発表）

　①実態把握　　②研究開発　　③早期診断の推進と適切な医療の提供

　⑤適切なケアの普及および本人・家族支援　　⑤若年性認知症対策

今後の認知症施策の方向性について（2012年6月18日厚生労働省発表）

　「認知症の人は，精神科病院や施設を利用せざるを得ない」という考え方を改め，「認知症になっても本人の意思が尊重され，できる限り住み慣れた地域のよい環境で暮らし続けることができる社会」の実現を目指した。

オレンジプラン（認知症施策推進5か年計画）2012年9月5日発表

新オレンジプラン（認知症施策推進総合戦略）2015年1月27日発表

認知症施策推進大綱　2019（令和元）年6月18日発表

共　生	予　防
・「認知症本人大使」を創設，当事者の発信の機会を増やす ・鉄道，バスなど公共交通事業者に認知症の人への対応計画の作成，報告を義務付ける ・成年後見制度の中核機関を市町村に設置する	・「認知症になるのを遅らせる」「進行を緩やかにする」と新に定義 ・発症や進行の仕組みを解明するため、科学的な証拠を収集 ・公民館など「通いの場」を拡充、高齢者の参加率を8%程度に増やす

図2-2　認知症施策推進大綱のポイント

　「共生」と「予防」を施策推進の基本的な考え方として位置付け，車の両輪として取り組みを強力に推進していくことをあげた。

　「共生」は，認知症になった人もなっていない人も認知症から目を背けず，「共に生きる」社会を築くことである。

　「予防」については，病気にならないことを意味する一次予防のことではなく，「認知症になるのを遅らせる」「進行を緩やかにするといった」二次，三次予防のことを指す。「認知症になっても希望をもって暮らそう」と言い合える仲間を増やすことが，共生社会のへの大事な一歩になる。

③ 認知症ケアの実際

3.1　認知症の人に寄り添うケアの心構え

　認知症による障害をもつが，私たちとかわらない大切な人であるという意識を持つ

（1）認知症の人もすべての人々と同様に，個人として尊重される存在

　　　認知症の障害の程度にかかわらず，誰にも代わることのできない独自の人間として価値をもつ

　　　人生の最後まで発達する可能性がある

（2）認知症の人もすべての人々と同様に，あたりまえの人間としてのニーズを持っている存在

　　　役に立ちたい，愛し愛されたい

（3）認知症の人もすべての人々と同様に，市民としての権利を有する存在

　　　地域であたりまえに暮らせる

3.2　認知症ケアのポイント

　本人のプライドを支え，十分に配慮された言葉づかいや行動をとり，同情ではなく共感する
　ケアをする人は自分なりの感性を磨くことが大切
（1）本人の不安感を取る（力まずに，リラックスして，脅かさない）
　　　「大丈夫ですよ，私がいつもいますから」……**本人の目線より下から関わる**
（2）普通に接し，聴くことに心がける
　　　挨拶，季節にあった声かけや話題をなげかける
（3）明るく楽しい気分を大切にする
　　　一緒にいて安心，楽しいと感じてもらえるように，焦らずに関わっていく
（4）認知症の人と新しいきずなを結ぶ
　　　会えてよかった，うれしいというメッセージを伝える

3.3　演習：認知症の人の体験世界

「あなたが今，認知症になったら」
【場面】
　・今は朝，通勤客であわただし駅の改札口
　・70代ぐらいの男性が先ほどから改札口で立ち往生している。
　・改札を通ろうと後ろに続く人からため息や「何してんだー！」というイライラした怒鳴り声があ
　　びせられている。
【その人の外見の様子】
　・髪は乱れ，ワイシャツの前のボタンがはずれ，ズボンの前とお尻の部分がぐっしょりと濡れてい
　　る。
　・表情は固くこわばり，訳の分からない言葉を口走りながら，自動改札の手前で急に後に向きを変
　　えたり，ズボンをいじったりをくりかえしている。
【今，あなたがこの人だったら】
　・あなたの頭の中は，とても，とてももやもやしています。
　　一生懸命思い出そうとしていますが，何も浮かんできません。
　　「ここはどこなんだっけ!!」「こんな所で何をしようとしているんだ……」「ここはどうしたら通
　　れる?!」「わからないゾ，一体……」「何か，体中が気持ち悪い」「あー，うるさい」

課題1．あなたの目の前にこの人が立っているとしたら，あなたはどう感じますか。
課題2．「あなたが今，この状態だったら」あなたはどんな感じがしますか。
課題3．「あなたが今，この状態だったら」あなたは何がほしいですか。あるいは周りの人にどうし
　　　　てほしいですか。
課題4．演習をしてみた後で，全体的な気づきや感想を書きとめておきましょう。
　　　　出所：日比野正巳・佐々木由恵・永田久美子『痴呆バリア・フリー百科』TBSブリタニカ,2002,71頁を参考に筆者作成

引用文献

（1）クリスティーン・ボーデン／檜垣陽子訳『私は誰になっていくの？―アルツハイマー病者から見た世界』クリエイツかもがわ，2003，9頁

（2）本間昭　編　介護福祉士養成テキストブック『認知症の理解　第2版』ミネルヴァ書房，2017，166頁

参考文献

1）日本認知症ケア学会『地域における認知症対応実践講座Ⅰ』（株）ワールドプランニング，2006

2）山口春保・佐土根朗『認知症の正しい理解と包括的医療・ケアのポイント』協同医書出版社，2010

3）本間昭　編　介護福祉士養成テキストブック『認知症の理解　第2版』ミネルヴァ書房，2017

4）日比野正巳・佐々木由惠・永田久美子『痴呆バリア・フリー百科』TBSブリタニカ，2002

5）認知症介護研究・研修東京センター『センター方式の使い方・活かし方』中央法規，2005

6）クリスティーン・ボーデン／檜垣陽子訳『私は誰になっていくの？―アルツハイマー病者から見た世界』クリエイツかもがわ，2003

7）金谷さとみ『認知症の標準的解釈とリハビリテーション介入』文光堂，2017

8）永田久美子『社会福祉セミナー　8月　認知症の人の暮らしを支える』NHK出版，2019

（西川　潤子・今井あい子）

第 **6** 講

介助技術

　医療・看護・福祉の場面に携わる医療従事者の最終目的は，人々の健康，生命を守ることである。そのために医療従事者は，日常生活を営むのに支障がある患者や高齢者，障碍者が，身体的，精神的，社会的に少しでも自立したよりよい生活を送ることができるように介助することが求められる。

　介助とは，そばに付き添って動作などを手助けすることであるが，特に医療従事者が行う介助は，介助を必要とする患者や高齢者，障碍者（以下，利用者と呼ぶ）の安全・安楽を考慮した介助でなければならない。安全（safety）とは危険でない状態であり，安楽（comfort）は身体的，精神的に苦痛や不安，不快がない状態であり，すべての人々が日常生活を送る上でつねに求めていることであり，すべての介助の基本である。

　安全が阻害され利用者が危険な状態は，環境衛生上の問題，利用者自身がもつ疾病，身体機能や思考能力の障碍などにより生じることもあるが，特に医療従事者の知識および観察力・判断力不足や未熟な技術が利用者の安全を阻害して事故が起こることがある。それゆえに，医療従事者が介助を実施する場合には，介助に関する知識や的確な技術について修得する必要がある。さらに安全・安楽な介助技術を実施するには，利用者との信頼関係を築くためのコミュニケーション技法について修得することも必要となる。介助技術を実施する前には，利用者に適したことばで目的などの説明を行い，同意を得てから介助を実施する配慮や，実施中・実施後の声かけを行うことは，利用者との信頼関係を築くうえで重要なことである。

　自分自身で体の向きを変えたり移動したりすることができない利用者が，長時間同じ姿勢で体を動かさない状態が続けば，体の同じ部位に圧迫がかかり，血行不良をおこし，褥瘡の原因となる。また，筋肉・関節を動かさないことにより筋繊維の萎縮や関節の拘縮が生じ，内臓の圧迫や筋骨系，循環器系などに悪い影響を生じさせる危険性がある。このような状態を予防するために，人体の解剖・生理やボディメカニクスに関する基礎知識を活用した介助が必要となる。そして，介助の目的や方法を利用者にわかり易いことばで説明し同意を得るなど，よりよい信頼関係を築けるような言葉かけや，相手を尊重する態度で介助を実施することが安全・安楽な介助技術の提供につながる。

　つまり，医療従事者が介助をする時には，どのように介助すれば利用者の体位や姿勢が安定し，利用者や介助者のエネルギーの消耗を少なくするのか，どうすれば疲労を最小限にした安楽で安全な介助となるのかを意識して介助することが求められる。そのために安全・安楽な体位や姿勢，ボディメカニクスについての知識，コミュニケーション技法を修得し，介助技術を実施する際に取り入れていく必要があるのである。

　そこで介助技術には，食事介助，排泄の介助，衣生活の介助，身体の清潔介助などがあるが，本稿では，車椅子への移動・移送介助の演習を通じて，介助方法や介助時の態度を身につける。

行動目標

①介護技術に必要なボディメカニクスの原則について説明できる。
②車いすの使用方法が説明できる。
③車いす使用時の留意点を意識し，安全な車いす介助が模倣できる。
④車いす体験を通じ，介助される立場の人（高齢者，障碍者）の気持ちを理解することができる。

① ボディメカニクス

1.1　ボディメカニクス

　ボディメカニクス（Body mechanics）とは，人間の身体構造や機能を力学的な視点からとらえ，エネルギーの消耗が少なく効率のよい動作のことをいう。ボディメカニクスの知識や技術を活用することで，介助者は自分自身の身体を有効に用いることができる。よいボディメカニクスで行われた援助は，利用者に安全・安楽な援助を提供することとなり，介助者にとっても安全で安楽な動作となる。

1.2　ボディメカニクスの原則

①　支持基底面を広くする。
　　支持基底面とは，体を支持するための基礎となる床の面積のことである。たとえば，立位の時には，左右の足の面とその間の領域が支持基底面となる。支持基底面を広くとると身体が安定する。
②　重心の位置が低いほど安定する。
　　介助をする際には，介助者が膝を曲げ，腰を落とすことで重心が低くなり，重心線が支持基底面を通る姿勢をとることで，姿勢が安定する。
③　大きな筋群を使う。
　　腕や手だけで動かすのではなく，大胸筋，後背筋，大腿四頭筋，腹直筋，脊柱起立筋などの大きな筋群を使用すると力が大きく働き効率的である。
④　てこの原理を活用する。
　　てこの原理とは，支点（力点の支えとなる所），と作用点（物体が実際に動く点）の間の距離，支点と力点（力を加える点）の間の距離を変えることにより，より効率よく力を与えようとする働きのことである。大きなものを少ない力で動かすことができる。
⑤　身体を小さくまとめる。
　　介助される者を移動する時は，両手，両足を組ませ小さくまとめると，摩擦が少なくなり移動しやすくなる。

② 体　位

2.1　基本的な体位の種類

　体位とは，からだと重力の方向との関係を表すものであり，からだの位置や姿勢のことである。基本的な体位の種類には，立位，座位（椅座位，半座位，端座位，長座位），臥位（仰臥位，側臥位，腹臥位）がある（表1）。最も安定した体位は，からだを支持する基底面積が広く重心が低い臥位である。最も不安定な体位は，支持基底面が最も狭く重心が高く不安定になりやすい立位である。

　つまり，体位や姿勢が安楽であるためには，支持基底面が広く，重心が低いほど安定した安楽な姿勢や体位であり，臥位＜座位＜立位の順でエネルギーの消耗が少なく安楽な体位であるといえる。

表1　基本的な体位の種類

体　位		状　態・姿　勢
立位 （りつい）		足底を床面つき，重心線が耳垂，肩峰突起，大転子の中心，膝関節の前面，外踝の約2cm前を通るように立っている姿勢。
座位	椅座位 （いざい）	足底が床面につき，上半身を椅子の座面に対して90度にして椅子に腰かけている姿勢。横隔膜や内臓が重力で下がり，呼吸はしやすい。
	半座位 （はんざい）	仰向けに寝て，上半身を15〜45度起こした体位。 足の方向に体がずれやすい。
	端座位 （たんざい）	ベッドの端に座り，背もたれがなく下肢を垂直に降ろした状態。
臥位	仰臥位 （ぎょうがい）	仰向けに寝て下肢を伸展した体位。 重心が低く支持基底面が広く安定した安楽な体位。
	側臥位 （そくがい）	身体の左右どちらかを下にして横向きに寝た姿勢。 下にした体が右の場合が右側臥位である。
	腹臥位 （ふくがい）	顔を横に向けてうつぶせになる体位。 胸腹部の内臓を圧迫し，呼吸運動を妨げやすい。

③ 体位変換

　体位変換とは，静止している状態の体位から，別の体位に変えるために行われる援助のことであり，基本的な体位変換の方法には，仰臥位から側臥位，仰臥位から座位，座位から立位などがある。

3.1　目的

　体位変換を実施する場合は，主に次のような目的がある。
① 診察，治療，処置，援助を行う時に安全・安楽な体位をとらせるため。
② 同一部位の圧迫による精神的，身体的苦痛を避けるため。
③ 筋繊維の萎縮や関節の拘縮を予防するため。
④ 同一体位保持による循環器系，呼吸器系の合併症をさけるため。

3.2 留意点

① 実施前には，目的，方法を説明し同意を得てから実施し，実施中には必ず声かけを行う。

② 周囲の環境を整え，最大作業域（上肢全体で届く範囲の作業域）内，正常作業域（前腕で届く範囲の作業域）内で作業ができるように作業域を考慮して実施する。

③ 介助される者の体格や状態を判断して，介助者一人で実施することが難しいと判断した場合には，多人数で実施する。

④ 実施後には，利用者に安全・安楽な体位・姿勢であるか確認する。

（大津　廣子）

4 車椅子への移乗・移送の援助

　利用者は，自分自身で移動することが困難な場面が多くみられる。移動が制限された状態では，日常生活や行動範囲が狭くなり身体的・精神的にもストレスが生じやすい。そのようなとき車椅子での移動により，行動範囲の維持・拡大や気分転換などを図ることができる。

　ここでは，利用者に対して安全・安楽に車椅子への移乗・移送ができるように，車椅子の取り扱い方，留意点およびベッドから車椅子への移乗方法と移送方法について学習する。

【演習のねらい】

　自分自身で移動が困難な利用者に対して，安全・安楽を考慮して車椅子への移乗や車椅子の移送ができる。

【演習の目標】

1. 車椅子への移乗・移送援助に必要なボディメカニクスの原則について説明できる。
2. 車椅子の構造や操作方法を説明できる。
3. 車椅子への移乗や移送時の留意点を述べることができる。
4. 利用者に対して，車椅子への移乗や移送の目的や方法について説明し，同意を得ることができる。
5. 利用者に対して，常に声かけをして安全・安楽に配慮することができる。
6. 利用者の安全・安楽を考慮して，車椅子への移乗や移送ができる。
7. 車椅子への移乗や移送介助をされる利用者の気持ちを理解することができる。

4.1 移乗・移送時に心がけること

（1）必要物品の準備

① 利用者の状態に合わせた車椅子を準備し，点検を行う。

② 必要時，クッション，ひざ掛け，靴下，ガウンなどを準備する。

③ 履物は踵が安定する靴を準備することが望ましい。スリッパは足の固定が不十分となるので，移送中にスリッパが脱げないように注意する。

④ 介助者の手指消毒を行うための擦式手指消毒薬を準備する。

（2）利用者への配慮

① 利用者の寝間着やパジャマを整え，髪にも注意を払い全体の身だしなみを整える。

② 車椅子への移乗・移送の前には，利用者に便意や尿意，疼痛の有無などを確認する。

③ 介助者は，移乗・移送の前には，利用者に適したことばで説明し同意を得て不安の除去に努める。

④ 介助者は常に声掛けをし，利用者の状態の変化や，脈拍，呼吸，顔色などを観察する。

4.2 車椅子の取り扱い方

（1）車椅子の部位とその名称

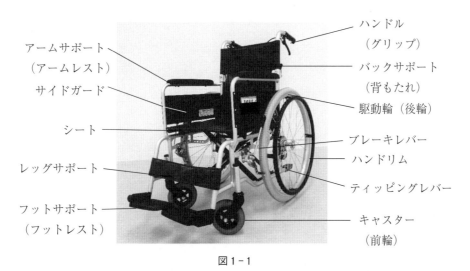

図1-1

（2）使用前の点検ポイント

① シートは，利用者の体格に応じた広さがあるか。

② バックサポートは，利用者の背部を支える大きさが十分あるか。

③ レッグサポートは取り付けてあるか。

④ フットサポートの左右の高さが揃っており，利用者の下肢の長さにあっているか。

⑤ 駆動輪（後輪）の空気圧が十分であり，スムーズに動くか。

⑥ キャスター（前輪）がスムーズに動くか。

⑦ ティッピングレバーは，踏みこんだ時に前輪が持ち上がるか。

⑧ ブレーキレバーがスムーズに動き，完全に停止できるか。

⑨ 各部位の汚染，破損がなく，清潔か。

⑩ 車椅子を押した時のきしみ音はないか。

（3）使用時の留意点

① 車椅子への乗り降りの際には，左右のブレーキをかけ，フットサポートを上げておく。

② 安定して着席した後にフットサポートを下げて足を乗せる。

③ 介助者の手がフットサポートに触れた場合は，介助者の手を洗うか手指消毒を行う。

④ 早い速度での車椅子の移送は寒さや恐怖を感じ，気分不快を生じるためゆっくり移送する。速度の目安は2歩／秒程度が望ましい。

⑤ 車椅子のブレーキがかかっていないときは，介助者は車椅子から手をはなさないで，安全を確保する。

4.3 車椅子の操作方法

方　　法	留　意　点
〈車椅子の開き方〉 ・座席シートの両端を押し下げる。 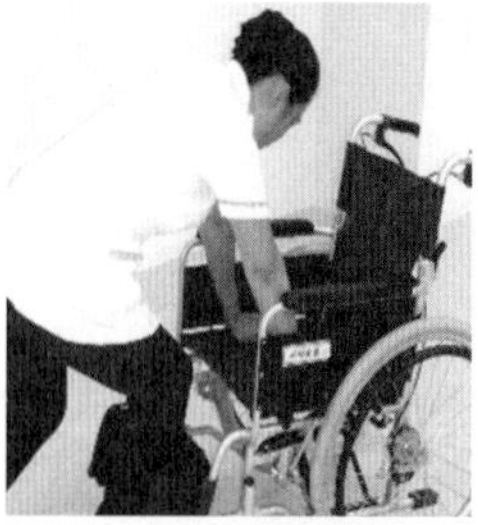 図1-2 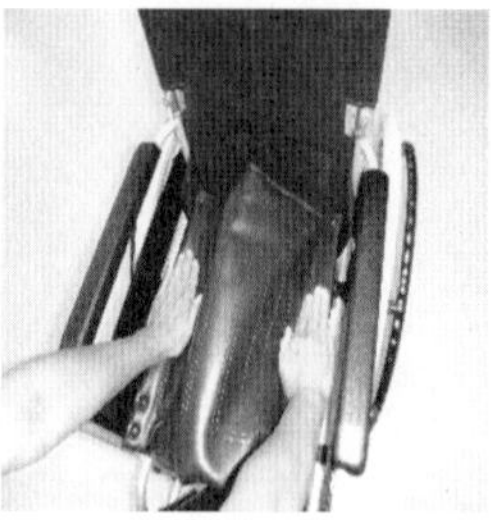　　　　　　図1-3	☞指を挟まないように注意する。
〈車椅子のたたみ方〉 ① フットサポートを上げる。 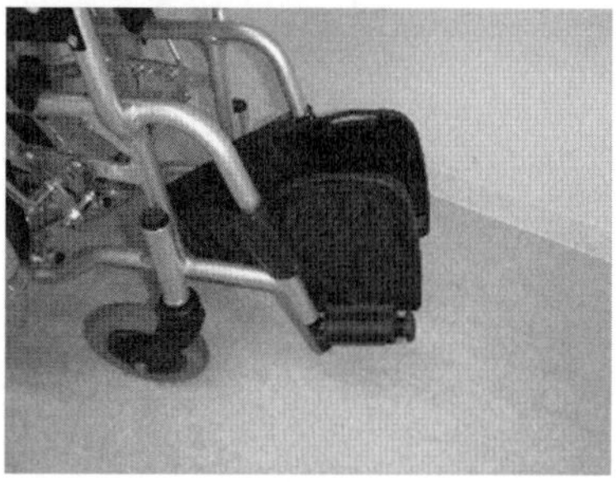 図1-4 ② シートの中央部分の，手前と奥を持ち上げる。 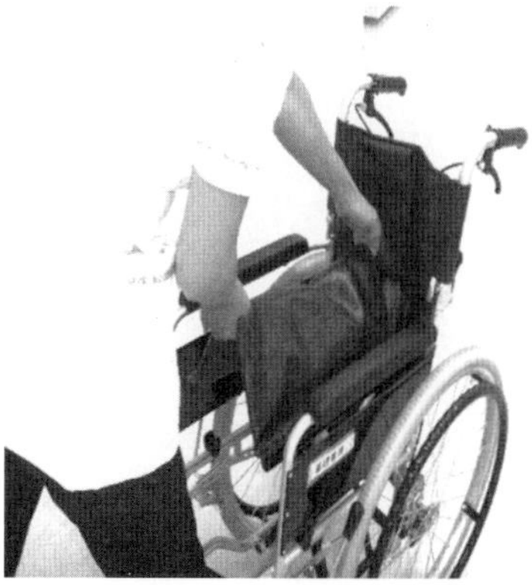 図1-5	☞フットサポートを上げてからシートを 　持ち上げる。

4.4 車椅子での移送

方　　法	留　意　点
〈移送前の準備〉 ①　利用者の状態を観察し，車椅子を点検し準備をする。 ②　利用者に移送の目的や移送先を説明し同意を得る。 ③　利用者の身だしなみを整え，保温に努める。	☞説明は利用者が理解しやすいことばを用いる。
〈車椅子の前進〉 ①　左右のブレーキを外して，ハンドルを持つ手に均等に力を入れて，静かに車椅子を押す。 ②　介助者は，ハンドルを握り1秒間に2歩程度の速度で静かに車椅子を押す。 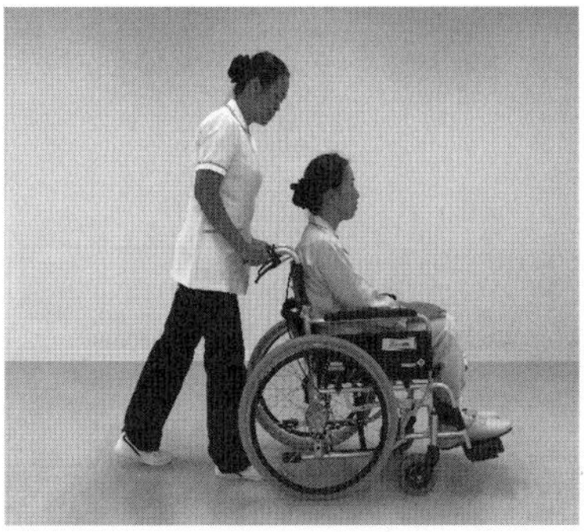 図1-6	☞車椅子で進むときは，介助者の体重を前足にかけながら押す。 ☞利用者の様子を観察しながら進む。 ・気分不快がないか。 ・アームサポートの外側に手や肘が出ていないか。 ・衣類や掛物が車輪に覆いかぶさっていないか。 ・衣類や掛物が床に触れていないか。 ・利用者の姿勢が傾いていないか。 ・フットサポートから足がおちていないか。
〈角の曲がり方〉 ①　曲がる方向の反対のハンドルに力を入れて，車椅子の駆動輪（後輪）を支点として角を曲がる。 ②　曲がる時にはゆっくりと方向転換する。	☞駆動輪（後輪）を支点にして曲がると，利用者の頭部の揺れが少なく，めまいなどが生じにくくなる。

方　法	留　意　点
〈坂道の上り方〉 ①　介助者はしっかりと前後に足を開き，介助者の上半身を前に倒すように押す。 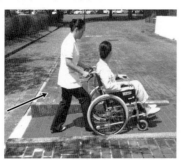 図1-7	☞介助者が足を前後に開くことにより，バランスを取りやすくなる。
〈坂道の下り方〉 ①　後ろ向きで下りる。 ②　介助者はハンドルをしっかりと握り，足を前後に開いてゆっくりと下りる。 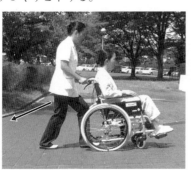 図1-8	☞坂道の傾斜が急な場合には，介助者は車椅子とやや離れて位置し，利用者の体重と介助者の体重のバランスをとり，安定させて下りる。

方　　法	留　意　点
〈段差の上り方〉 ① 段差の手前までキャスター（前輪）を進める。 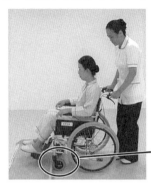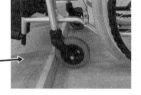 　　図1-9　　　　　　　図1-10	☞2～3cm以上の段差があれば，キャスター（前輪）がつかえて，進みにくくなるので，段の高さに注意すること。 ☞利用者に背もたれにしっかりよりかかるように声をかける。
② ハンドルをしっかりと握り，ティッピングレバーを踏み，キャスター（前輪）上げて段に乗せる。 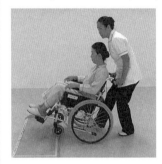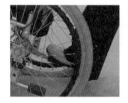 　　図1-11　　　　　　図1-12	☞ハンドルを引き上げる高さは，段差を乗り越えられる高さにする。高く上げて，利用者が車椅子から転落しないように注意すること。
③ ハンドルを上に引き上げるようにして駆動輪（後輪）を上げて段差を乗り越える。 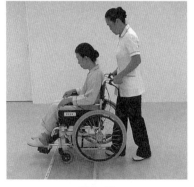 　　図1-13	

方　　法	留　意　点
〈段差の降り方〉 ① 車椅子を後ろ向きにして降りる。 ② 駆動輪（後輪）を少し浮かせて，段差から降ろし手前に引く。 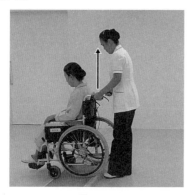 図1-14 ③ ティッピングレバーを踏むと同時に，ハンドルを下に押し下げて，キャスター（前輪）を上げ，そのまま駆動輪（後輪）で後退する。 ④ 最後にキャスター（前輪）をゆっくり降ろす。	☞利用者の転落の恐れがないように後ろ向きで降りる。 ☞駆動輪（後輪）を浮かせる時は，利用者が前傾になりやすいため，転落に注意する。 ☞手前に引くときは，キャスター（前輪）が段差の手前までくるように引く。 ☞利用者の不安を軽減するために，常に声をかけながら行う。
〈エレベーターの乗り降り〉 ① エレベーターに乗る時は，後ろ向きで乗る。 ② エレベーター内では，車椅子のブレーキをかける。 ③ エレベーターから降りる時は，前向きで降りる。 ④ エレベーター乗降の時には，エレベーターの開延長ボタンをおしておく。 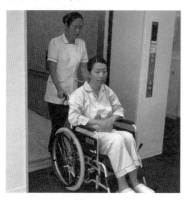 図1-15	☞エレベーターの昇降中に，気分不良になる場合があるので，利用者の状態を観察する。

（林　　暁子・大津　廣子）

4.5 ベッドから車椅子への移乗

方　　法	留　意　点
① 利用者に車椅子への移乗の目的や方法を説明し同意を得る。 ② ベッドのストッパーの確認，ベッドの高さの調整を行い，安全に移乗できるスペースを確保する。 ③ 利用者を安定した端座位にし，履物を履かせる。 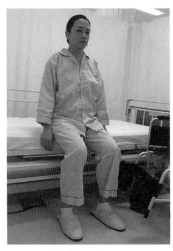 図1-16	☞説明は利用者が理解できることばを用いて行い，不安の軽減に努める。 ☞ベッドの高さは，利用者が端座位になった時に，足が床につく高さにする。 ☞端座位にした時に，吐き気やめまいの有無など利用者の状態を確認する。
④ 車椅子をベッドに対して20～30度の角度で配置する。 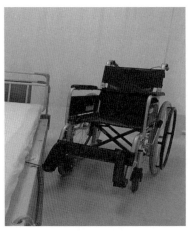 図1-17	☞車椅子はブレーキをかけフットサポートを上げておく。 ☞利用者に麻痺や障碍がある場合は，健側（麻痺や障碍がない健康な方）に車椅子を配置する。

方　　法	留　意　点
⑤　介助者は利用者の正面に立ち，左足（車椅子と反対側）を前に出し右足は車椅子側に置き，足幅を広くする。	☞介助者の足は，利用者の両足の間に置く場合や，介助者の両足を挟む場合もある。
⑥　介助者の腰を下げて重心を低くし，利用者の上半身を前傾姿勢にさせて，両腕を介助者の背中に回し，顎を肩にのせ手を組ませる。	☞利用者の上半身を前傾すると，重心が前方に移動しやすくなり，立位が容易になる。
⑦　介助者は利用者の腰部の位置から両腕を背部に回し指を組む。	☞利用者から車椅子がみえるように，利用者の顎を肩にのせる。
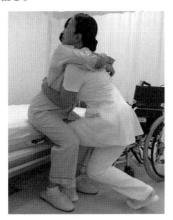 図1-18	☞介助者は，両肘を締めるように指を組むと，利用者は安定する。 ☞利用者を引き寄せる時は，ゆっくりと引き寄せる。
⑧　利用者を引き寄せながらしっかりとした立位をとる。	☞利用者の足底を床にしっかりとつけ，利用者の支持基底面内に重心線が通るように姿勢を安定させ，立たせる。
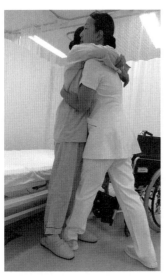 図1-19	

方　　　法	留　意　点
⑨　利用者に車椅子に近いほうの手で車椅子のアームサポートを握ってもらう。 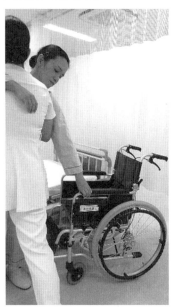 図 1 -20	☞利用者の手が車椅子のアームサポートに届かない場合には，無理につかませないで，介助者の方に手を置くように説明する。
⑩　介助者は立位の利用者を支えながら，介助者の左足（ベッド側）を軸に回転し，利用者の体の向きをゆっくり回転させる。 ⑪　介助者は腰を下げながら，利用者の臀部を車椅子の座席に座らせる。 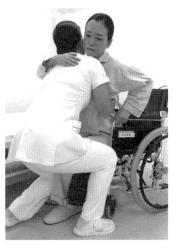 図 1 -21	☞介助者は，立位の利用者と一緒に身体を回転させる。 ☞利用者の身体を回転させるときには，利用者の足がねじれて不安定な状態にならないように注意する。 ☞介助者は利用者を支えながら介助者の重心の位置を低くする。 ☞利用者は，車椅子のシートが見えないので，腰掛けることが不安になる。介助者は支えながら声掛けをして，座らせる。

方　　　法	留　意　点
⑫　介助者は利用者の後ろ側に回り，利用者の腕を組ませて，利用者の腋窩から手をいれる。 ⑬　利用者の上半身を前傾させて，利用者の両手首と肘に近い部分を掴み，シートの上を滑らせるように手前に引き，深く座らせる。 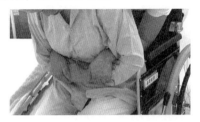 図1-22 ⑭　フットサポートの上に，利用者の両足をのせる。 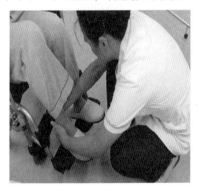 図1-23	☞介助者は，自分の身体の重心移動を活用しながら，利用者を手前に引く。介助者に手だけで引き上げると，介助者の腰を痛める。 ☞利用者の手首を強く掴むと，利用者の手首に痛みが生じるので注意をする。 ☞レッグサポートがない車椅子の場合は，フットサポートから足が落ちてしまう可能性があるので，注意をする。 ☞フットサポートを触った場合には，手を流水や消毒薬などで清潔にする。 ☞ひざ掛けなどを使用し保温に，努める。特に，和式の病衣は，裾が広がりやすいので，膝が隠れるようにひざ掛けを使用する。

（三井　弘子・大津　廣子）

【車椅子への移乗・移送体験の振り返り】

　車椅子への移乗や車いす移送の体験を行って，自分自身の援助についてふり返り，できた項目には□にチェックをいれましょう。

〈車椅子の操作〉

□　車椅子の部位と名称を述べることができるか。

□　車椅子の開き方やたたみ方が，正しく安全にできるか。

□　車椅子を使用する前に点検ポイントに従い，点検はできるか。

□　車椅子を使用する時の留意点を述べることができるか。

〈利用者への配慮〉

□　車椅子の移乗や移送の援助の前には，利用者に目的や方法をわかり易いことばで説明し同意をえることができるか。

□　常に利用者の身だしなみに注意を払い，保温につとめ利用者のプライバシーを守ることができるか。

□　援助の前・中・後には，常に利用者に声をかけ，利用者の状態を観察し安全・安楽に援助することができるか。

〈車椅子の移送〉

□　車椅子の移送では，坂道や段差の上り方は安全にできるか。

□　車椅子の移送では，坂道や段差の下り方は安全にできるか。

□　車椅子の移送では，角の曲がり方は安全にできるか。

〈ベッドから車椅子への移乗〉

□　ベッドの高さを調整し，安全に移乗できるスペースを確保するための環境を整えることができるか。

□　車椅子をベッドに対して20〜30度の角度で配置できるか。

□　介助者は利用者の上半身を前傾姿勢にさせ，利用者の腰部に両腕を回し，立位をとらせる前の安定した姿勢をとらせることができるか。

□　介助者は利用者を引き寄せ安定した立位をとらせることができるか。

□　介助者は，利用者の体の向きを回転させ，利用者の臀部を車椅子のシートに座らせることができるか。

□　介助者は，利用者を安全・安楽に車椅子のシートに深く座らせることができるか。

　自分自身の援助を振り返り，できなかった項目は，できるまで練習しましょう。

（大津　廣子・三井　弘子・林　暁子）

第 7 講

救急救命技術

皆さんは今までの人生で「見て見ぬふり」をしたことがないだろうか？

目の前で人が白目をむいて倒れたが，周りには多くの人が歩いていて，「誰か他の人が面倒を見てくれるはず…」と。

通学途中のあなたが乗車している電車内で嘔吐した乗客がいる時，「気にはなるけど遅刻するから」と。

また，どう対応していいのかわからず，自分の手に負えないという理由で「納得して」通り過ぎた経験はないだろうか？

これとは別に，「見て見ぬふり」はしないが，倒れた人の周りにあなたしかいなかったら自分に何ができるだろうか？と考えると「不安」や「恐怖」を感じる人がいても仕方がないのかもしれない。誰もが他の人の「命」や「人生」を預かる覚悟をしているわけではないからである。しかし，「見て見ぬふり」を後悔しないだろうか？

「医療人とは生命を守る全ての人」と考えるならば，医療資格をもって働く医療従事者にはさらに高い倫理と知識が求められる。新米だからということが，命を救えなかった言い訳にはならないこともあるだろう。少しでも医療人として（あるいは医療人を志す人として）生命を守ることができるように，知識や技術を学び，経験を積んでおくことが必要なのである。

突然のけがや病気に対して，病院以外の場所でできる手当のことを広い意味で「応急手当」という。その中でも，心肺停止やそれに近い状態になった時に行なう「心肺蘇生：Cardiopulmonary Resuscitation：CPR」や「自動体外式除細動器：Automated External Defibrillator：AED」を用いた電気ショックなどを体験し，学習することで，生命を守る必要が生じた時に備えて欲しい。

行動目標
①基本的な心肺蘇生を模倣できる。
②AEDの使用方法を模倣できる。
④心肺蘇生とAEDを使用する救急救命法を落ち着いて順序どおりに実践することができる。
⑤救命体験を通じて，人命を守る重要性について考えることができる。

① 応急手当の基礎知識

1.1 応急手当の重要性

病院の外で心肺停止となった傷病者を倒れた時の状況と原因疾患で分類すると，最も救命できる可

能性が高いと考えられるのは，倒れた瞬間を誰かに目撃されていて，心疾患を原因とする心肺停止である。令和2年中に救急搬送された心肺機能停止症例は125,928件で，そのうち心原性（心臓に原因があるもの）の79,376件のうち，心肺停止の時点を市民により目撃された件数は25,790件であり，1ヶ月後生存率は12.2％，社会復帰率は7.5％であった。心肺停止の時点を市民により目撃された25,790件のうち，市民による応急手当が行われた件数は14,974件，1ヶ月後生存率は15.2％であった。応急手当が行われなかった場合の8.2％と比べて1.9倍高く，また，社会復帰率についても応急手当が行われた場合の10.2％に対し，応急手当が行われなかった場合の3.8％と比べ2.7倍高くなっている。さらに，市民による応急手当が行われたもののうち，AED（自動体外式除細動器）を使用した除細動が実施された症例の1ヶ月後生存率は53.2％，1ヶ月後社会復帰率は43.9％にのぼる。

　市民による応急手当の実施は1ヶ月後生存率および社会復帰率の向上において重要であり，今後一層の推進を図る必要がある。

1.2　救命の連鎖と市民の役割

　急変した傷病者を救命し，社会復帰させるために必要となる一連の行動を「救命の連鎖」（図1.1）という。「救命の連鎖」を構成する4つの輪がすばやくつながると救命効果が高まる。1つめの輪は「心停止の予防」，2つめの輪は「心停止の早期認識と通報」，3つめの輪は「一次救命処置（心肺蘇生とAED）」，4つめの輪は救急救命士や医師による高度な救命医療を意味する「二次救命処置と心拍再開後の集中治療」である。

　「救命の連鎖」の最初の3つの輪は，現場に居合わせた市民により行われることが期待される。1.1で述べたように，市民が心肺蘇生を行った場合は，行わなかった場合に比べて生存率が高いこと，あるいは市民がAEDによって除細動を行なったほうが，救急隊が除細動を行なった場合よりも早く実施できるため，生存率や社会復帰率が高いことがわかっている。市民は「救命の連鎖」を支える重要な役割を担っている。

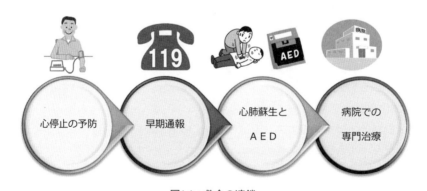

図1.1：救命の連鎖
改訂4版　救急蘇生法の指針2010（市民用・解説編）に基づいて作成

1.3　AED（自動体外式除細動器）とは

　AEDとは心室細動を発症している心臓（痙攣を起こし機能が停止している心臓）に電気ショックを与えることで，心臓機能の回復を図るための機器である。心室細動発症後に電気ショックが1分遅れる毎に救命の可能性が約10%ずつ低下する。倒れた人を発見した時は，直ちに心肺蘇生法を行ない，早期に除細動（電気ショック）を行なうことが必要である。

1.4　突然死を防ぐために

　心肺停止は何の前ぶれもなく，全く突然訪れることもあるが，その前に前ぶれが見られることも少なくない。このような前ぶれに気づき，心臓や呼吸が止まる前に119番通報をして救急車を呼ぶことができれば，救命率を大きく向上させることができる。

　成人の心臓や呼吸が突然止まる主な原因は，急性心筋梗塞や脳血管障害である。

（1）急性心筋梗塞

　冠動脈と呼ばれる心臓の筋肉に血液を送る血管が詰まり，心筋への血流が途絶えた状態が続いて心筋が死んでしまう病気。

- ■ 数分間持続する強い胸の痛みがある。
- ■ "重苦しい" "締めつけられる" "圧迫される" "絞られる" "焼けつくような感じ" と表現されることも多い。
- ■ 肩，腕及びアゴにかけて痛むこともあり，胃のあたり（みぞおち）に不快感を覚えることもある。
- ■ 息苦しさ，冷や汗，吐き気などを伴うことも多い。

（2）脳血管障害

　脳の血管が詰まったり，破れたりした結果生じる病気。脳梗塞，脳出血，くも膜下出血などのタイプがある。脳梗塞は，脳の動脈が動脈硬化や血の塊で詰まって，脳への血流が途絶えることにより神経細胞が死んでしまう病気である。脳出血は，脳の中で血管が破れて出血が生じることにより，周囲の神経細胞が破壊されてしまう病気である。くも膜下出血は，脳動脈のこぶ（脳動脈瘤）や血管の奇形が破裂して，出血した血液が脳の表面に広がる病気である。

- ■ 脳梗塞：手足（多くは片側）に力が入らない，しびれる，言葉をうまくしゃべれない，ものが見えにくい，二重に見える，めまいがする，などの症状がさまざまな組み合わせで急に現れる。
- ■ 脳出血は脳梗塞と症状が似ているので，検査を行うまでは区別がつかないことがよくある。
- ■ くも膜下出血：生まれて初めて経験するような激しい頭痛が突然生じる。
- ■ 前ぶれの症状として，一過性脳虚血発作（Transient Ischemic Attack：TIA）という状態では，脳梗塞でみられるさまざまな症状が一時的（2〜15分程度）に出現して，自然に消失する。

　これらは，短時間で悪化し致命的になるが，早く治療をすることで助かる可能性が高くなる。病院に行くまでの間に悪化する可能性もあるので，すぐに119番通報をして，救急車を要請することが重要である。

　その他，以下のような場合でも，すぐに救急車を呼ぶこと。

- 呼吸が困難（息苦しい）。
- ケイレンが続いている。
- 広範囲にわたってヤケド（熱傷）をした。
- 大量に出血した。

② 救命処置

2.1　救命処置の流れと手順

　救命処置は心臓や呼吸が止まってしまった人を助けるための「心肺蘇生」や「AEDの使用」をいう。また，食べ物などが喉に詰まって呼吸ができなくなった時に，喉に詰まったもの（異物）を取り除くための「気道異物除去」も救命処置に含まれる（図2.1）。

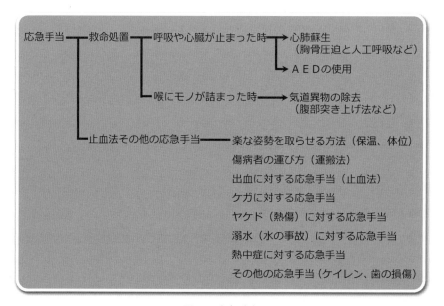

図2.1：応急手当
応急手当指導者標準テキストガイドライン2020に基いて作成

　ここでは，救命処置のうち，心肺蘇生の方法とAEDの使用方法について，順を追って説明する。図2.2はこの大まかな流れを示す。成人も小児・乳児も一次救命処置の手順は同じである。

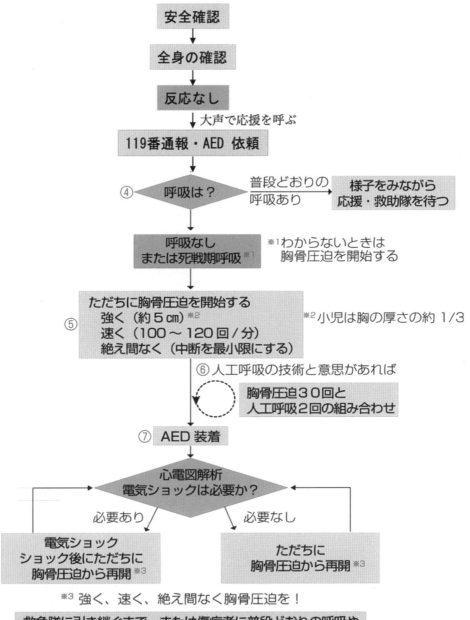

安全確認

全身の確認

反応なし
↓ 大声で応援を呼ぶ

119番通報・AED 依頼

④ 呼吸は？ →普段どおりの呼吸あり→ 様子をみながら応援・救助隊を待つ

呼吸なし
または死戦期呼吸※1

※1わからないときは胸骨圧迫を開始する

⑤ ただちに胸骨圧迫を開始する
強く（約5cm）※2
速く（100〜120回/分）
絶え間なく（中断を最小限にする）

※2 小児は胸の厚さの約 1/3

⑥ 人工呼吸の技術と意思があれば
胸骨圧迫30回と
人工呼吸2回の組み合わせ

⑦ AED 装着

心電図解析
電気ショックは必要か？

必要あり
必要なし

電気ショック
ショック後にただちに
胸骨圧迫から再開※3

ただちに
胸骨圧迫から再開※3

※3 強く、速く、絶え間なく胸骨圧迫を！

⑧ 救急隊に引き継ぐまで、または傷病者に普段どおりの呼吸や
目的のある仕草が認められるまで続ける

JRC 蘇生ガイドライン 2015 を改変

図2.2：主に市民が行う一次救命処置（BLS）の手順救命処置の流れ

2.2　心肺蘇生法の手順（図2.2）

（1）全身と反応（意識）を確認する。

　まず，傷病者に近寄る前に周囲（前後・左右・上下）の安全を確認する。

　反応の確認をする前に全身を素早く観察し大出血などが無いか確認する。その後，傷病者の耳元で「もしもし大丈夫ですか」または「わかりますか」と大声で呼びかけながら，肩を軽くたたき，反応があるかないかをみる。反応がなければ「反応なし」（図2.3）。

　ただし，呼吸器系の感染症が疑われる場合は，傷病者の耳元での意識確認は行わず，傷病者の足元から近付き，腰のあたりを軽くたたきながら大声で呼びかけ，反応の確認を行う。

Point

- 呼びかけなどに対して目を開けるか，何らかの返答又は目的のある仕草がなければ「反応なし」と判断する。
- 突然の心停止直後では，引きつるような動きが起こることもあり，この場合は「反応なし」と判断する。
- 反応（意識）があれば傷病者の訴えを聞き，必要な応急手当を行なう。

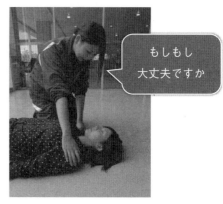

もしもし
大丈夫ですか

図 2.3：反応（意識）の確認

（2）助けを呼ぶ。

　反応がなければ，大きな声で「誰か来て！人が倒れています！」と助けを求める。協力者が来たら，「あなたは119番へ通報してください」「あなたはAEDを持ってきてください」と要請する（図2.4）。

Point

- 救助者が1人の場合や，協力者が誰もいない場合には，次の手順に移る前に，まず自分で119番通報することを優先する。
- 119番通報では，正確な場所，傷病者の反応がないことを伝え，およその年齢や倒れた時の状況を簡潔に伝える。
- 心肺蘇生の訓練を受けていない場合でも，119番通報の電話を通して指示を受け，落ち着いて対応する。

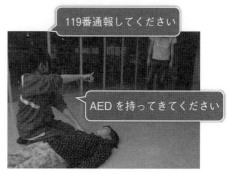

119番通報してください

AED を持ってきてください

図2.4：119番通報とAEDの手配
※2人以上協力者がいる場合は，指差しで誰に何をしてもらうのかを的確に伝えること。

（3）呼吸の確認

傷病者が普段通りの呼吸（正常な呼吸）をしているかどうか確認する。

<u>※10秒以内で，胸や腹部の上がり下がりを見る</u>（図2.2④）（図2.5）。

- 次のいずれかの場合には，「<u>普段通りの呼吸（正常な呼吸）なし</u>」と判断する。
  - ➤ 胸や腹部の動きがない場合。
  - ➤ 約10秒間確認しても呼吸の状態がよくわからない場合。
  - ➤ 死戦期呼吸※が見られる場合。
  - ➤ 判断に自身がもてない場合。
- ※「死戦期呼吸」：心停止が起こった直後にみられることがある，しゃくりあげるような，途切れ途切れに起きる呼吸。

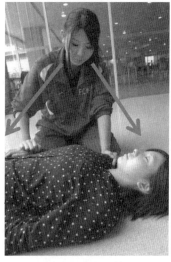

図2.5：呼吸の確認

Point

- 反応はないが普段どおりの呼吸をしている傷病者で，嘔吐や吐血などがみられる場合，あるいは救助者が１人であり，やむをえず傷病者のそばを離れる場合には，傷病者を<u>横向きに寝た姿勢（回復体位）</u>にする（図2.6）。
- <u>下顎を前に出し，両肘を曲げ，上側の手の甲に傷病者の顔をのせる</u>。さらに，<u>上側の膝を約90度曲げて，傷病者が後ろに倒れないようにする</u>。

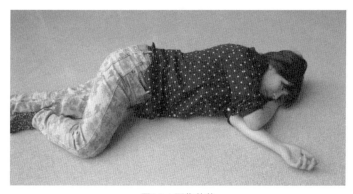

図2.6：回復体位

（4）胸骨圧迫（図2.2⑤）

普段通りの呼吸（正常な呼吸）がなければ，直ちに胸骨圧迫を開始する。

 Point

- ■胸の真ん中（胸骨の下半分）を重ねた両手で「強く，速く，絶え間なく」圧迫する。
  ① 胸の真ん中に（図2.7），片方の手の付け根（手掌基部）を置く。
  ② 他方の手をその手の上に重ね（図2.8），指先を浮かすことで標的を胸骨に集中し，肋骨に負荷をかけない。
  ③ 肘をまっすぐに伸ばして手の付け根の部分に体重をかけ，傷病者の胸が約5cm沈むように強く圧迫する（図2.9）。
  ④ 1分間に100回～120回のテンポで30回連続して絶え間なく圧迫する。
  ⑤ 圧迫と圧迫の間（圧迫を緩める時：リコイル）は，胸がしっかり戻るまで十分に解除する。

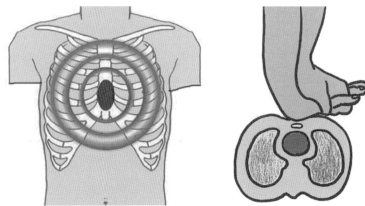

図2.7：胸骨圧迫部位

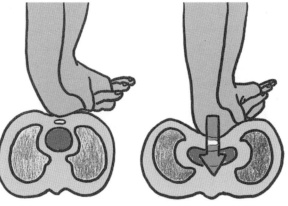

図2.8：両手の置き方

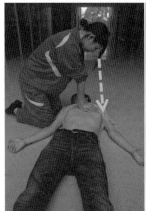

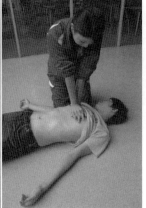

図2.9：胸骨圧迫の姿勢

 Point

- ■要領よく胸骨圧迫するために
  ➤ 膝：肩幅に広げる。
  ➤ つま先：立てる。
  ➤ 肘：垂直に。
  ➤ 目線：傷病者対側の脇。

（5）人工呼吸（口対口人工呼吸）（図2.2⑤）（図2.10〜11）

　胸骨圧迫30回に続いて，口対口人工呼吸により息を 2 回吹き込む。人工呼吸の講習を受けたことがあり技術を習得している場合は，人工呼吸を行なう。

Point

① 　片手を額にあて，もう一方の手の人差し指と中指の 2 本をアゴ先（骨のある硬い部分）にあてて，頭を後ろにのけぞらせ，アゴ先を上げ（頭部後屈・アゴ先挙上），気道確保する（図2.10）。

② 　気道を確保したまま，額にあてた手の親指と人指し指で傷病者の鼻をつまむ。

③ 　口を大きく開けて傷病者の口を覆い，空気が漏れないようにして，息を約 1 秒かけて軽く吹き込む。→傷病者の胸が上がるのを確認する（図2.11）。

④ 　一度口を離し，同じ要領でもう 1 回吹き込む。

※ 　うまく胸が上がらない場合でも，吹き込みは 2 回までとし，すぐに胸骨圧迫を再開する。

※ 　必ず感染防止具（一方向弁付き感染防止用シートあるいは人工呼吸用マスク）やハンカチを使用する。
感染防止具がない場合は人工呼吸せずに胸骨圧迫のみ実施する。

※ 　傷病者口周囲に出血または嘔吐物がある場合や，感染防止具を持っていないなどにより口対口人工呼吸がためらわれる場合，人工呼吸を省略し，すぐに胸骨圧迫を再開する。

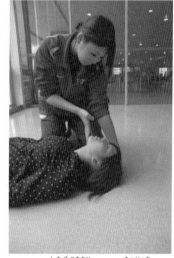
図2.10：頭部後屈アゴ先挙上法による気道確保

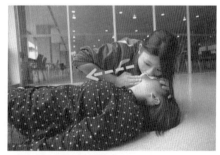
図2.11：口対口人工呼吸

（6）心肺蘇生（胸骨圧迫と人工呼吸）の継続（図2.2⑤）

　胸骨圧迫を30回連続して行なった後に，人工呼吸を2回行なう（図2.12）。

　この胸骨圧迫と人工呼吸の組合せ（30：2のサイクル）を，救急隊や医師に引き継ぐまで続ける。

　※自分の安全が確保できない場合には中断してもよい。

■胸骨圧迫は疲れるため，もし救助者が2名以上いる場合は，1〜2分間程度を目安に交代して，絶え間なく続けることが大切である。

■心肺蘇生を中止するのは以下のとき。

　➤　救急隊や医師に心肺蘇生を引き継いだとき。

　➤　心肺蘇生を続けている内に傷病者がうめき声を出す，普段通りの呼吸や目的のある仕草を認めるとき。

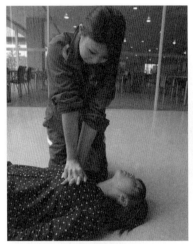

30回

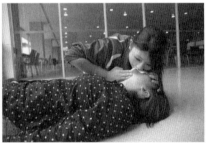

2回

図2.12：胸骨圧迫と人工呼吸の組合せ

2.3　AEDの使用手順

　AEDは人の目につきやすい場所に置かれており，図2.13に示すようにAEDのマークが目立つように貼られた専用のボックスの中に置かれていることもある（大学内のAED配置場所は図2.27もしくは2.28を参照）。

　AEDを取り出すためにボックスを開けると，警告ブザーが鳴るがブザーは鳴りっぱなしにしたままで，すぐに傷病者のもとに持参する。

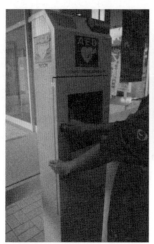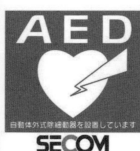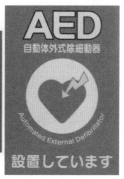

図2.13：AEDは目につきやすい場所に置かれている

　心肺蘇生を行なっている途中で，AEDが届いたらすぐにAEDを準備する。AEDにはいくつか種類があるが，どれも同じ手順で使えるように設計されている。AEDは電源が入ると音声メッセージと点滅するランプで実施すべきことを指示してくれる。

（1）AEDを傷病者の頭の近くに置く。

（2）AEDのふたを開け電源を入れる（ふたを開けると自動的に電源が入る機種もある）。以後は，音声メッセージに従う。

（3）電極パッドを貼る。

　　傷病者の衣服を取り除き，胸をはだけ，電極パッドの袋を開封し，電極パッドのシールをはがし，電極パットに表示している図に従う。粘着面を傷病者の胸部にしっかりと貼り付ける（図2.14）。

　　機種によっては，電極パッドのケーブルを接続するためにAED本体の差込口にケーブルのコネクタを挿入するものがある。

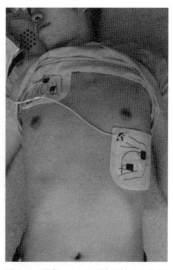

図2.14：電極パッドを貼り付ける位置

■ 電極パッドを貼る前に，胸に何もないことを確認する。汗や水で濡れている場合は拭き取り，貼り薬をはがして薬剤を拭き取り，ネックレス等金属類をパット間からずらし，心臓ペースメーカーのある部分（皮膚の出っ張り）を避けて電極パッドを貼る（図2.15）。

■ 電極パッドは，右前胸部（右鎖骨の下で胸骨の右），および左側胸部（わき5～8cm下）といった心臓を挟み込むような位置に貼り付ける（図2.14）。

■ 電極パッドを貼り付ける際にも，できるだけ胸骨圧迫を継続する。

■ 電極パッドは，皮膚との間に隙間を作らないようしっかりと貼り付ける。アクセサリー等の上から貼らないこと（図2.16）。

■ 成人には「小児用の電極パッド」を使用してはいけない。※小児にも成人と同じくAEDを使用でき，手順は同じだが，小児用電極パッドが備わっている場合は，未就学児（おおよそ6歳まで）はこれを用いる（図2.17）。

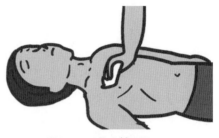

濡れている胸を拭き取る

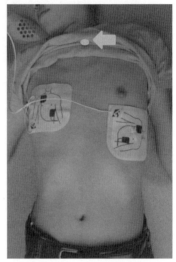

心臓ペースメーカーが皮膚の下に埋め込まれている場合
図2.15：電極パッドを貼る前の確認

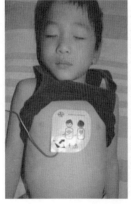 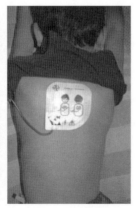

図2.17：小児用電極パッドを取り付ける位置

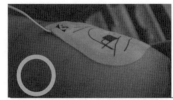
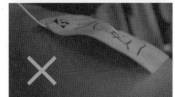

図2.16：電極パッドの貼り方

（4）心電図の解析

電極パッドを貼り付けると，「傷病者から離れてください」などの音声メッセージが流れ，自動的に心電図の解析が始まる。

この時，「離れて！」と注意を促し，誰も傷病者に触れていないことを確認する。

※傷病者の身体が金属に触れている，水濡れがない事を必ず確認する。

「ショックは不要です」などの音声メッセージが流れた場合は，直ちに胸骨圧迫を再開する。

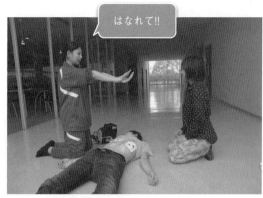

図2.18：音声メッセージに従い離れる

（5）電気ショック

AEDが電気ショックを加える必要があると判断すると，「ショックが必要です」などの音声メッセージが流れ，自動的に充電が始まる。充電には数秒かかる。

充電が完了すると，「ショックボタンを押してください」などの音声メッセージが流れて，ショックボタンが点滅し，充電完了の連続音が鳴る。

充電が完了したら，「離れて！！」と注意を促し，誰も傷病者に触れていないことを確認し，ショックボタンを押す（図2.19）。

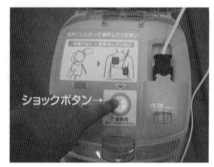

図2.19：ショックボタン

> **Point**
>
> ■電気ショック時，傷病者に触れないように注意する。

（6）心肺蘇生の再開

電気ショックが完了したら，音声メッセージに従って，直ちに胸骨圧迫から心肺蘇生を再開する。胸骨圧迫30回→人工呼吸2回の組合せを続ける。

（7）AEDの手順と心肺蘇生のくりかえし

AEDは2分おきに自動的に心電図解析を始め，そのつど，「体から離れてください」などの音声メッセージが流れる。傷病者から手を離すとともに，周囲の人にも離れるよう声をかけ，離れていることを確認する。

以後も同様に心肺蘇生とAEDの手順を繰り返す。

- 救急隊や医師などの熟練した救助者に傷病者を引き継ぐまで、心肺蘇生とAEDの手順をあきらめずに繰り返す。
- 傷病者が普段どおりの呼吸をしはじめる、あるいは目的のある仕草が認められて心肺蘇生をいったん終了できても、再び心臓が停止してAEDが必要になることがある。AEDの電極パッドは傷病者の胸からはがさず、電源も入れたままにしておく。

2.4　子供の救命処置

（1）小児・乳児の区別

「子ども」として扱うのは思春期以前の約16歳未満だが、そのうち、「約1歳以上で約16歳未満を小児」とし、「1歳未満を乳児」として扱う。※AEDの使用の場合は成人の使用方法に準じる。

（2）成人の救命処置との関係

乳児の救命処置で成人と違いがあるのは次の4点である。

① 反応（意識）の確認
② 胸骨圧迫
③ 人工呼吸
④ AEDパッドの貼り方

（3）乳児の救命処置の手順

Point

① 反応（意識）を確認する。
　■大きな声をかけながら足の裏を軽くたたく。
② 助けを呼ぶ（成人と同じ）。
③ 呼吸を確認する（成人と同じ）。
④ 胸骨圧迫（手順は基本的に成人と同じ）
　■圧迫の位置は両乳頭を結ぶ線の少し足側を目安で、胸の真ん中（図2.23）。
　■圧迫のテンポは100〜120回/分とする（成人と同じ）。

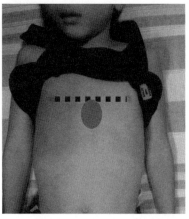

図2.23：乳児の胸骨圧迫部位

■圧迫の強さ（深さ）は，胸の厚さの約
1/3を目安として，十分に沈み込む程
度に，強く，速く，絶え間なく圧迫する。
■乳児の胸骨圧迫は，指2本で行なう（図
2.24）。

⑤　人工呼吸（※準備ができ次第）
■胸骨圧迫よりも早く人工呼吸を行えるの
であれば，人工呼吸から心肺蘇生を行
なってもかまわない。
■人工呼吸の手順は成人と同じ。
■乳児では，口対口の人工呼吸が難しい場
合があり，その場合は，傷病者の口と鼻
を同時に自分の口で覆う口対口鼻人工呼
吸を行なう（図2.25）。

⑥　心肺蘇生（胸骨圧迫と人工呼吸）の継続
は成人と同じ。

⑦　AEDの使用
■成人と同じく使用でき，手順も成人と同
じである。
■AEDに小児用電極パッド（小児用モー
ド）が備わっている場合は，これを用い
る（切り替える）。もし成人用しかない
場合は成人用電極パッドを使用する。
■電極パッドを貼る位置は，電極パッドに
表示している図に従う。小児は，胸と背
中に貼るタイプのものもある（図2.26）。

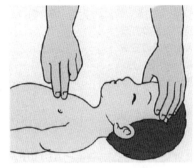

図2.24：乳児への胸骨圧迫

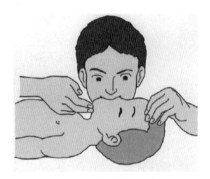

図2.25：口対口鼻人工呼吸

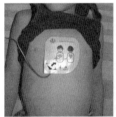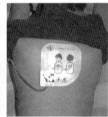

図2.26：小児用電極パッドを貼り付ける位置

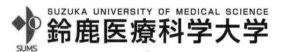

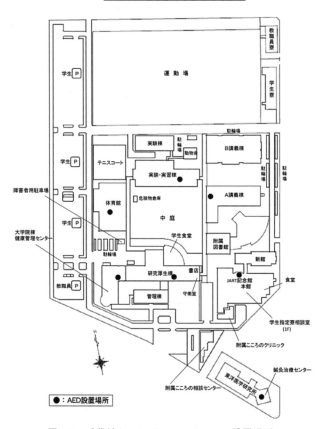

図2.27：千代崎キャンパスにおけるAED設置場所

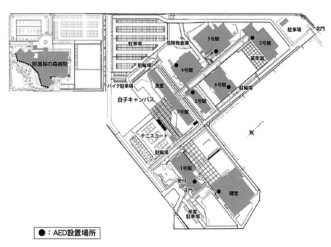

図2.28：白子キャンパスにおけるAED設置場所

③ その他

3.1 119番通報の手順

火事や救急で119番へ電話する時は，慌てず，ゆっくり，はっきりと通報すること。

消防本部	あなた（通報者）
119番消防です。火事ですか？救急ですか？	救急です。
どうしましたか？	交通事故です。 （事故内容，ケガの状況を言ってください）
場所はどちらですか？	場所は○○市（町）△△付近の交差点です。 （携帯番号の場合は必ず市町村名から）
どんな状況ですか？	車が電柱に激突しています。 （交通事故の場合，「けが人○名」，「車から出られない」「性別」「体格」「意識レベル」等具体的に）
あなたのお名前を教えてください。	名前は鈴鹿太郎です。
今お使いの電話番号を教えてください。	○○○○－○○○○です。
わかりました。直ちにそちらに向かいます。	

携帯電話から119番へ電話するときは，ケガや病気もしくは事故発生の場所（住所），世帯主名，近くにある目標物などを伝えること。傷病者の名前，性別，年齢，現在の症状などを聞かれるときがあるので，状況をよく観察すること。人手があれば救急車を誘導すること。

3.2 応急手当の実施に伴う法的責任

応急手当を試みた時にかえって悪化することや法的責任について恐れていないだろうか？大切なことは傷病者を救う為にためらわず勇気をもって応急手当をすることである。その際，日本においては悪意や重大な落ち度がなければ，その結果の責任を法的に問われることはないと考えられている。

> あなたの目の前で，突然人が倒れたら
> あなたは何をしてあげられますか？

振り返りの課題

　　以下の状況の際，あなたならどうしますか？今日の授業を振り返り，考えてみて下さい。

１．授業では助けを呼び協力しながら心肺蘇生とAEDを使用しましたが，もし助けを呼んでも
　　誰も来てくれなかった場合，あなたはどうしますか？

２．ある調査でAED使用の際に上半身裸の状態でパッドを貼られたくないと考えている女性が
　　多いと報告されています。あなたなら女性に対してAEDを使用する際，どのような配慮を
　　考えますか？

３．倒れている方が２人います。探して持ってきてもらったAEDは１台しかありません（予備パッ
　　ドは入っています）。あなたはどうしますか？

４．人が倒れています。たまたますぐ近くにAEDが設置されていました。あなたは意識や呼吸
　　などといった一連の確認をしますか？それとも一刻も早くAEDを使用してAEDのメッセー
　　ジに従いますか？

参考文献

・令和３年度版 消防白書　https://www.fdma.go.jp/publication/hakusho/r3/items/r3_all.pdf
・亀山市消防局『あなたは大切な人の命を救えますか』2012年
・田方消防本部『応急手当テキスト』，http://www.tagata.fd.jp/
・枚方寝屋川消防組合HP　http://hirane119.ne.jp
・興部進歩の会HP　https://ops.tama.blue/
・神戸大学保健管理センターHP　http://www.health.kobe-u.ac.jp
・大塚製薬HP　http://www.ostuka.co.jp
・九州大学キャンパスライフ・健康支援センターHP　http://www.ihs.kyushu-c.ac.jp
・京丹後市消防本部HP
・日本救急医療財団心肺蘇生法委員会監修『救急蘇生法の指針2015（市民用）』2015年
・JRC蘇生ガイドライン2015
・応急手当指導者標準テキスト改訂委員会編集　『応急手当指導者標準テキスト　ガイドライン2020
　　対応』　東京法令出版　2016年

（本田　達朗・山田　康晴・大槻　誠・水野　海騰・鈴木　聡・及川　弘崇・濱田　匠・藤田　快男）

第 8 講

医療安全とKYT（危険予知トレーニング）

医療の安全，安心を確保することは，医療人としての責務である。医療が高度化，複雑化し，患者の状況も刻一刻と変化していく中で，医療の現場では，さまざまな事故のリスク，危険要因が潜んでいる。意識レベル，認知機能の低下した患者さんをとりまく予測ができにくい状況の下で，医療現場では，疾患を抱えた患者さんや家族，異なる職種の人々と連携し，協力していくことが求められる。医療行為の性質として医療の業務の工程は，複合的なシステムであり，変更を余儀なくされることも少なくない。

患者の急な病態の変化がある場合，業務の中断や再開があり，予期せぬ出来事も多く，人，薬，機器等の管理が必要で，環境についても不安定要素が多く，コントロールが難しい。医療行為を安全に行うためのスキルには，個人の知識，技術能力　いわゆるテクニカルスキルと個人の知識や技術をチームで共有するスキルいわゆるノンテクニカルスキルがある。このノンテクニカルスキルとは，チームワーク，リーダーシップ，意思決定，コミュニケーション，状況認識，ストレスへの対応，疲労への対応などである。

日本において医療安全の必要性が叫ばれるようになったのは，1999年横浜市立大学病院の患者取り違え事故で心臓手術患者と肺手術患者を誤認し，誤った部位の手術を実施されたことが報道され，その後も都立広尾病院での薬剤取り違え事故など医療事故が多発し，社会問題化したことを契機とする。アメリカの医療事故とその防止策に関する報告書「To err is Human」にもあるように人はミスを起こす可能性があることを前提とした医療事故防止対策が必要である。

また，医療事故は医療者側に過失がないものもあることから，医療の質を高め，医療事故の防止のためには，ミスを個人の問題としてではなく，組織としてとらえ，事故の背景要因，危険要因の解明，リスクの認識が重要となる。ミスを起こした当事者を責めるのではなく，ミスの起こりにくい環境や体制を作り，事故を防止することが不可欠である。例えば，名称の似た類似の医薬品による薬の取り間違えが頻発する場合の対策として名称の変更を行うというのも対策の1つであろう。

個人の医療安全への意識・資質の向上とともに他者との協働，グループでの取り組みによってリスクへの感受性を高め，テクニカル，ノンテクニカルのスキルを身につけ，事故の防止につなげてほしい。

行動目標
①医療安全においてチームワークの必要性を説明することができる。
②医療を含め事故が起こり得る状況を理解することができる。
③チームメンバーで協力して積極的に取り組むことができる。
④危険を回避するための予防的対応能力を身に つける。

① 重大な事故と潜在的な危険

　医療事故は，厚生労働省の定義では「医療にかかわる場所で，医療の全過程において派生する人身事故一切を含有したもの」である。

　医療事故には，医療従事者に過失があるもの（医療過誤）と過失のないものに分類される。労災事故を研究したハインリッヒによれば1件の重大な事故の背景には，29件の軽度の事故が起きており，さらに障害事故には至らなかったが，事故につながりかねないもの，いわゆるヒヤリ・ハット事例が300件あり，さらに数千の危険を感じさせる状態，「不安全な状態」や「不安全な行動」による潜在的なリスクが存在するとされる。（ハインリッヒの法則　図1）大きな事故，ミスを防ぐためには，ヒヤリ・ハットの段階で潜在的な危険，課題を発見することが非常に重要であることがわかる。

　インシデントとは，ある医療行為が，

　①患者には実施されなかったが，仮に実施されたとすれば何らかの被害が予測される場合

　②患者に実施されたが，結果的に被害がなく，またその後の観察も不要であった場合をいう。

　一方，アクシデントとは医療事故に相当する用語である。

（日本看護協会，『医療安全推進のための標準テキスト』2011）

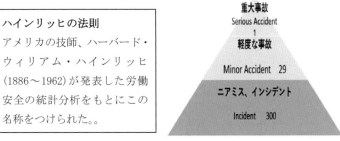

ハインリッヒの法則
アメリカの技師、ハーバード・ウィリアム・ハインリッヒ（1886〜1962）が発表した労働安全の統計分析をもとにこの名称をつけられた。。

重大事故
Serious Accident　1
軽度な事故
Minor Accident　29
ニアミス、インシデント
Incident　300

図1．ハインリッヒの法則

② 医療安全と防御策

　医療機関，組織は，医療事故を含め，事故を防止するために複数の防御壁，対策を実施している。事故と防御壁，対策との関係についてマンチェスター大学の心理学教授リーズンの理論としてスイスチーズモデルがある。（図2）しかし，防御壁には，潜在的な穴があり，即発的にも発生することもある。個々の作業や手順についてそれぞれミスがあっても防御壁によって即座に事故にはつながらない。事故は多重防護壁の穴をすべて貫通したときに生じる。穴は，組織の要因，労働環境の要因，個人，人の不安全な行動などである。したがって，事故を防ぐため，ハザードがおこる穴，危険要因の有無を常に監視し，穴を発見次第，すぐに塞ぐ必要がある。

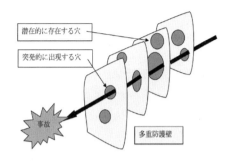

（出典）船橋市立医療センター　リスクマネジメント（RM）基礎講座
https://www.mmc.funabashi.chiba.jp/safety/files/4_1.pdf

図2．スイスチーズモデル

③ 医療連携とリスク

　医療は，前述したようにさまざまな職種，多様な人と連携，協働することで成り立っている。相互のコミュニケーションがうまく取れなかった場合，あるいは，連携が十分でない場合には，小さなミスが訂正されず，多くの人がかかわることで引継ぎが不十分などでミスが積み重なり，雪だるま式にミスが大きくなり，重大事故につながってしまう。これを表したのが，図3のスノーボールモデルである。したがって，ミスを防ぐためには，連携，コミュニケーションを十分に測ることが必要となる。

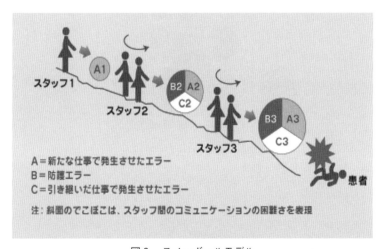

図3．スノーボールモデル
山内桂子・山内隆久　医療事故-なぜ起こるのか，どうすれば防げるのか，朝日文庫2005

④ 医療事故の発生要因

4.1　ヒューマンエラー

　ヒューマンエラーとは，心理学者のリーズンによれば
　「計画されて実行された一連の人間の精神的・身体的活動が，意図した結果に至らなかったもので，その失敗が他の偶発的事象の介在に原因するものではないすべての場合」と定義される。

ヒューマンエラーは，「人間が持っている諸特性と人間を取り巻く広義の環境が相互に作用し，結果として誘発されたもの」ととらえられる。

ヒューマンエラーを引き起こす人間特性として

①生理的特性　　生体リズムによって朝早く，夜遅くなどの作業についてエラーを起こすリスク，人間の記憶の限界や，寝不足や疲労などの影響についても考慮する必要がある

②認知的特性　　見間違え，聞き違え，見落とし，うっかりなど人間の認知機能の特性によるミス，エラーが生じることもある。

③心理的特性　　みんながやっているから大丈夫でというような同調行動，手順書通りでなくともこれぐらいならよいだろうという省略行為などがミスを招く。

4.2　人間特性を考慮した医療安全システム

医療事故のリスクを最小限にするためには，人間の特性を考慮した体制を作ることが不可欠である，人間の引き起こす医療事故の発生要因を分析し，医療事故のリスクを低減させるためのモデルが，P-mSHELLモデルである。

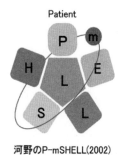

河野のP-mSHELL(2002)

図4．P-mSHELL モデル

出典）河野龍太郎，医療安全へのヒューマンファクターズアプローチ
医療安全管理研修，2010，http://www.jichi.ac.jp/msc/wordpress/wp-content/
uploads/2010/05/medsafe-100509-01.pdf　2019.10.1閲覧

表1.

要素	内容
P（患者）	容態の急変，予測できない行動，加齢に伴う機能不全
m（マネージメント）	安全文化の未醸成，安全管理の不徹底，安全教育の不足
S（［ソフトウエア］）	手順書，マニュアル，カルテ，指示書の記述方法，薬の識別
H（ハードウェア）	医療機器のインターフェイス，機器の設計，医療機器の操作法
E（環境）	手術室，病棟の温度や湿度，照明，騒音などの環境，作業特性
L（周囲の人）	メンバーとのコミュニケーション，チームワーク
L（当事者）	身体的状況，精神的状況，知識技能などの能力

河野龍太郎，医療安全へのヒューマンファクターエンジ ニアリング，医学・医療安全の科学，2004，60-67http://jams.med.or.jp/
symposium/full/127060.pdf　2019.10.1閲覧をもとに作成

医療事故のリスク要因として表1に示すように患者サイドの問題，マネージメントの問題，手順書，カルテの記述方法などのソフトの問題，機器の設計，操作法などのハードの問題，作業環境の問題，周囲の人の問題，当事者（医療従事者自身）の問題など複合的な要因があげられる。そこで，さまざまなリスク要因を分析し，個人やチームの能力を最大限に発揮し，安全文化を醸成し，エラーを最小限に抑えることが求められる。

⑤　医療安全教育，KYT（危険予知トレーニング）

5.1　KYTとは

危険を予知する訓練技法

　危険（キケン，Kiken）予知（ヨチ，Yochi）トレーニング（トレーニング，Training）の頭文字をとったもので，危険を予知し，安全を先取りするための教育方法である。もともとは，住友金属工業株式会社が危険予知訓練（KYT）を開発し，1974年に旧国鉄の「指差呼称」と融合し，KYT手法が確立された。もともとは，工場，工事現場などの労働環境における安全教育・活動であったが，医療現場に応用されるようになってきた。危険予知訓練には，図5に示すような基本3原則がある。

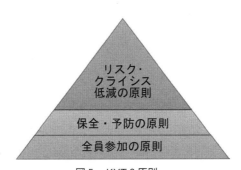

図5．KYT3原則
出典）東名厚木病院 “医療安全管理室” をもとに作成。
https://www.tomei.or.jp/hospital/bumon/anzen　2019.10.1 閲覧

①リスク，クライシス低減の原則とは，トレーニングすることで危険の確率を低減させ，クライシス，危機の状況を重篤なものから軽微なものへの移行させること
②保全，予防の原則とは，トレーニングすることによって事故を未然に防ぎ，予防すること
③全員参加の原則とは，事故を個人の問題，個人の責任ととらえるのではなく，組織，集団でとらえ，全員で取り組むことで事故防止につなげること，である。

5.2　KYTの意義

①危険への感受性を高める
　患者，他の医療者の視点に立って，自分の行動，患者，他の医療者の行動を予測することで危険への感受性を高め，潜在的な危険を回避する行動をとることが可能になる。

②危険に対する集中力を高める

　限られた時間内にイラスト，写真などから危険を抽出し，対策を個人とグループで見つけ出す経験をする。危険のポイントを絞り込み，集中力を高めることで人間特性に基づくヒューマンエラー，例えばうっかり，ぼんやり，不注意などを防ぐ。

③問題解決力・意欲を高める

　気づいた危険に対し，具体的で実行可能な対策をチームのメンバーで出し合い，重点実施項目を絞り込む中で，危険に対する問題解決能力を身に着けることができる。

④チームワークの強化

　チームで危険要因の抽出や対策を話し合う中で連帯感が生まれ，実践への意欲を向上することができる。個人で医療安全について考えるとともにチームでの話し合いはチームワークの強化につながっていく。

⑤安全意識の高い職場，環境となる

5.3　KYTの種類

　KYTには，以下の3種類がある。

①「イラストKYT」

　職場，作業の状況を描いたイラストから危険を予測し，対策を考え，行動する前に安全性を先取りする。この詳細については，後述する。知識や技術もあり，できるはずなのに，しなかったために起こる事故を未然に防止するため，実践への意欲を高めることを期待。

②「指差呼称」

　指でさし声を出しエラーを減らす。作業行動の要所要所で自分の確認すべきことを指さし，はっきりした声で呼称して確認することを指さし呼称という。参考資料として後述する。もともとは日本国有鉄道（現在のJR）で創始された日本独自の安全確認法。

③「健康確認」

　医療チームにおいてチームの健康状態が事故を引き起こす要因となることも考えられる。そこで，チームのメンバーの1人ひとりの健康，安全に関心を持ち，メンバーの健康状態を観察，確認することでコミュニケーションを図り，事故の防止につなげる。動作や表情，姿勢についても観察し，心身の健康状態を相互に把握し，場合によっては医師への受診を促すなどの対応を行うことも必要である。

演習　イラストKYTによって安全意識を高め，事故を未然に防止しよう。

5.4　イラストKYTの進め方（KYTの流れ）

第1段階 危険把握	どのような 危険があるか	状況の中に潜む危険要因を発見し，その要因が引き起こす現象（出来事）を想定
第2段階 本質追求	これが危険の ポイント	発見した危険要因のうち，重要なものに○，最も重要なものに◎を付ける
第3段階 対策樹立	対策を指示	◎をつけた危険要因を解決するにはどうずればよいか具体的な対策を考える
第4段階 目標設定	私たちは こうする	対策のうち，重点実施項目を絞り込み，※印をつける。これを実践するための重点実施目標を設定する。

①KYT　4ラウンド法の実践とポイント

・第1ラウンド

　現状把握

　どのような危険が潜んでいるか，まず，各人が潜在する危険要因を発見する。危険要因はできるだけ具体的に危険の行動（不安全行動）と状況（不安全な状態）を明らかにする。個人で考えたのち，チームで共有するため，ブレーンストーミングによって意見を出し合う。発言内容を模造紙等に記入。

ポイント

　1）作業者（当事者）の視点，立場になって考える。

　2）現象を可能性ではなく，事故の形で言い切る。

　3）危険要因がありありと目に浮かぶ形で，イメージができ，気づくことができるように表現されているかチェックする。

　　　「～なので～になる」「～して～になる」

・第2ラウンド

　本質追求

　チームで，第1ラウンドで出された危険要因の中で重要だと思う危険は何か話し合う。みんなの合意で危険なポイントを絞り込む。選んだ理由についても考える。

ポイント

　1）重要な事故につながるもの，緊急を要するもの，頻度の高いものについて考える。

　2）多数決ではなく，それぞれが自分の意見を言い合い，納得することが重要。

・第3ラウンド

　対策樹立

　あなたならどうする。危険のポイントを解決するにはどうしたらよいか各人が具体的な対策を考える。個人で考えた対策をチームで共有する。発言内容を模造紙等に記入。

ポイント

　1）イラストの作業者（当事者），患者の立場になって対策を考える。

2）「〜する」という実践的，前向きな行動内容にする。

3）具体的で実行可能な対策を考える。

4）メンバー1人1人の意見を尊重する。

・第4ラウンド

目標設定

　私たちはこうする。第3ラウンドで挙げられた対策のうち質の高い項目をみんなの合意で絞り込む。必ず，実施する，あるいは，実施しようと思う対策について話し合い，重点実施項目とする。重点実施項目に対する行動目標を設定する。行動目標，重点実施項目として選択した理由についても記載。

ポイント

　1）チーム行動目標は，重点実施項目をありありと目に浮かぶように具体化する。

　2）チーム行動目標は，〜するときは，〜して，〜しようという形で設定。

5.6　指差し呼称・唱和（参考）

①　口のまわりの咬筋の運動を伝える刺激により，脳を的確に処理できる状態にする（声だし）。

②　腕の筋紡錘への刺激は，大脳の働きを活発化する。

③　指差しによる運動知覚，呼称による筋肉知覚，聴覚などのさまざまな知覚領域の参加で意識に強く印象付けられ，対象認知の正確度が高まる。

タッチアンドコールのやり方（参考）

　リーダーが「○○型でいきます」とメンバーに伝えたあと，リーダーの「構えて」という合図にメンバーは中央をさし「ヨシ」と答える。

　リーダーの指さし呼称項目「〜　ヨシ」のあと全員で　指差し唱和。

　⇒チームの一体感，連帯感づくりに貢献。

タッチアンドコールの型（図6.）

①タッチ型

　1）円陣を作る。

　2）左隣の人の右肩に左手を置く。

　3）右手人差し指で円陣の中央を指す。

②リング型

　1）円陣をつくる。

　2）左手で右隣の人の親指を握り合い，リングを作る。

　3）右手人差し指でリングの中央を指す。

③手重ね型

　1）円陣をつくる。

　2）リーダーは手のひらを上向きにして左手を出す。

3）メンバーはその上に左手のひらを下向きにして重ね合わせる。

4）右手人差し指で重ね合わせた左手を指す。

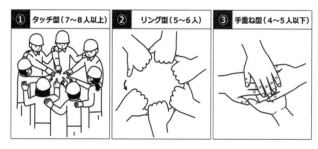

図6．タッチアンドコールの型

出典）中小建設業特別教育協会 "「指差し唱和」と「タッチ・アンド・コール」はチームワーク作りに欠かせない" https://www.tokubetu.or.jp/kyk/kyk05-3.html（2019年9月10日閲覧）

講義を通じた振り返り

1．以下の点について自分でチェックし，振り返ってみよう。

□危険要因を3つ以上考えることができた。

□危険要因を具体的にとらえることができた。

□危険要因を人間の行動や状態を考慮し，考えることができた。

□危険要因を言い切りの形で表現することができた。

□危険のポイントについて結果の重大性や起こりやすさ（頻度），緊急性を考慮し，決めることができた。

□対策について3つ以上考えることができた。

□具体的で実行可能な対策を考えることができた。

□メンバーに対して自分の意見をわかりやすく伝えることができた。

□メンバーの意見を尊重し，チームで話し合うことができた。

2．講義を通じて気づいたこと，考えたことを自分の言葉で記載してみよう。

参考文献

1）海渡健，人の思考特性と安全を確保するノンテクニカルスキル，臨床病理，2019，117-125.

2）Linda T. Kohn, Janet M. Corrigan, and Molla S. Donaldson, To Err Is Human Building a Safer Health System National Academy Press・2101 Constitution Avenue, N.W.・Washington, DC 20412000, http://www.supersalud.gob.cl/observatorio/671/articles-14460_recurso_1.pdf 2019.10.5閲覧

3）厚生労働省，厚生労働白書　第3章　安全で納得できる医療の確立をめざして，平成16年，https://www.mhlw.go.jp/wp/hakusyo/kousei/04/dl/1-3.pdf　2019.10.5閲覧

4）Reason, J.: Managing Risks of Organizational Accident, Ashgate, 1997. 塩見弘（監訳）組織事故 起きるべきして起こる事故からの脱却，日科技連，1999.

5）Reason, J.: The Human Contribution, Ashgate, 2008. 佐相邦英（監訳）組織事故とレジリエンス
　　人間は事故を起こすのか，危機を救うのか，日科技連，2010

6）兵頭好美，細川京子，医療安全に活かすKYT，メジカルフレンド社，2018

7）ゼロ災実践シリーズ，危険予知訓練，中央労働災害防止協会，2018

8）河野龍太郎，医療におけるヒューマンエラー　第2版　なぜ間違えるどう防ぐ，2014

9）石橋明，ヒューマンファクターとエラー対策，J. Natl. Inst. Public Health, 2002, 232-244.

10）鮎澤純子，医療安全・質管理の理論と実際―測ることができないものは良くならない，日本内科
　　学会誌，2012，3455～3462，

（福田　八寿絵）

第 1 講

データサイエンス

　データサイエンスは "EBM（Evidence-Based Medicine,根拠データに基づく医療）" に不可欠な知識や技能で，医療関係の仕事に従事するために，不可欠な学習内容である。その重要性は，最近，新型コロナの感染に関係し，マスコミなどで頻繁に報道され，次第にその有用性が理解され，関心が高まっている。

　多くの有識者の意見では，医療関係だけでなく，データサイエンスの発展性は社会をすべて変革する潜在力を持っており，すべての産業が変わり，すべての職業に影響を持つと言われ，全学生が身に着けるべき能力であると言われている。しかし，データサイエンスは，コンピュータを社会課題の発見・解決・社会実装に利活用する非常に広い範囲の先端科学であり，その源流となる学問分野は多岐にわたっており，従来，統一的に議論されてこなかった。

　狭い意味でのデータサイエンスは,統計学や情報工学で研究開発された種々のモデルを，コンピュータの力を利用し，各種の社会課題を解決するために使用され，新たな価値を創造する科学の総称である。このデータサイエンスの考え方は，コンピュータを利用したデータ駆動型の帰納的アプローチであり，「第4の科学」と言われ，従来の科学的アプローチ（人間の直観依存型，またはモデル駆動型の①理論科学，②実験科学，③計算科学）とは異なる，新しい科学の考え方である。

　データサイエンスは，従来の科学を新しい視点から見直したため，専門用語が統一されておらず，多数のモデルや評価方法が明確になっておらず，初学者にとって，学習しにくい内容である。そこで，医療人底力実践Ⅲ（データサイエンス）では，学生にとってなじみがある事例を使用した導入教育を実施し，まずデータサイエンスに興味を持ってもらい，学習する楽しさ，学習する意義を感じてもらうことを目指して教育する。

行動目標

①医療に関連するデータ（数値，文字など）とEXCELの計算式をコンピュータに入力することができる。

②必要とするデータが保管されているWebにアクセスし，ファイルをダウンロード・アップロードすることができる。

③データの意味を客観的に読み解き，能動的に適切なグラフを作成ができる。

④データ・AI利活用に関する留意事項（ELSI，セキュリティ，個人情報保護など）を理解し，行動できる。

① データサイエンスの社会的背景と本学の役割

　米国，中国をはじめとする多くの国では，すでに多くの大学生が何らかのデータサイエンスを学習しており，様々な産業で，日本の後れが目立つようになってきている。

　そこで，文部科学省は，この後れを取り戻すために，情報関連分野の教育改革を推し進めている。その教育改革の一つとして，データサイエンスの教育があり，国立大学の専門教育を中心に組織された「数理・データサイエンス教育強化拠点コンソーシアム」では，「数理・データサイエンス・AI（リテラシーレベル）モデルカリキュラムを作成し，講義スライドや動画などのデジタル教材を公開し，大学・高専卒業生全員がデータサイエンスの基礎を学習することを目指している（図1）。

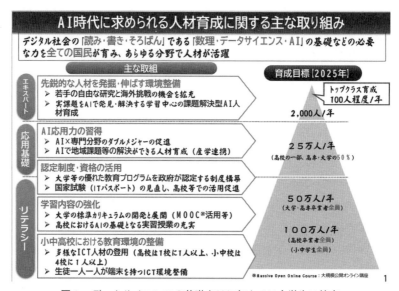

図1　データサイエンスの基礎を2025年までに全学生に教育
出典：内閣府総合科学技術・イノベーション会議（第43回）資料

　医療・福祉分野でのデータサイエンスの利活用は，厚生労働省が重視しているEBMを実現するための能力であり，より高機能の医療情報連携ネットワークが形成されつつある。特に，紙の健康保険証が廃止され，マイナンバーカードに統一される動きがあり，「今後，データのデジタル化により，EBMが急速に進み，データの利活用方法を知らないと，医療関係の職業人として働けない。」と一部の有識者は予測している。

　EBMとは，厚生労働省『「統合医療」に係る 情報発信等推進事業』（eJIM）によれば，"最良の「根拠」を思慮深く活用する医療のことで，単に研究結果やデータだけを頼りにするものではなく，「最善の根拠」と「医療者の経験」，そして「患者の価値観」を統合して，患者さんにとってより良い医療を目指そうとするものです。意思決定に影響する要因は「根拠」，「価値観」，「資源」の3つであると言われています。「根拠」は，これまで紹介してきた通り，さまざまな情報として得ることができます。その情報だけではなく，利用できる費用・時間・労力などの「資源」や，解決したいことや望むことなど，一人ひとりが求める「価値観」によって，私たちは物事を選んだり，決めたりしていま

す。"と書かれており，医療に少しでも関係する仕事をする場合には，常に意識しなければならない重要な考え方です。

　このEBMを含むデジタルヘルスケアを発展させれば，現在，医療福祉関係で課題となっている，①医療機関へのアクセスの向上，②医療福祉のクオリティの向上，③医療福祉に関連するコスト抑制につながると言われており，データサイエンスの発展が期待されている。

　本学は，医療科学の総合大学であり，本学のデータサイエンス教育は，EBMを実施するために，種々のデータを使用し，医療科学での様々な課題の抽出・解決・社会実装を実現できる人材を育成し，多くの人が幸福感を実感できる社会を構築することを目指している（図2）。

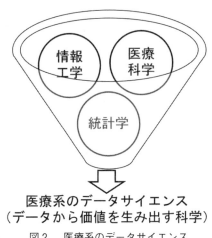

図2　医療系のデータサイエンス

② データサイエンスの学習目的

　医療人底力実践Ⅲ（データサイエンス）は，データサイエンスの基礎を身に着けるために実施し，以下の学習目標を達成することを目指す。
1）数理・データサイエンス・AIを日常の生活，仕事等の場で使いこなすことができる基礎的素養を主体的に身に付けること。
2）人間中心の適切な判断ができ，不安なく自らの意志でAI等の恩恵を享受し，これらを説明し，活用できるようになること。

③ データサイエンスのカリキュラム

　数理・データサイエンス教育強化拠点コンソーシアムが公開しているモデルカリキュラムを図3に示す。

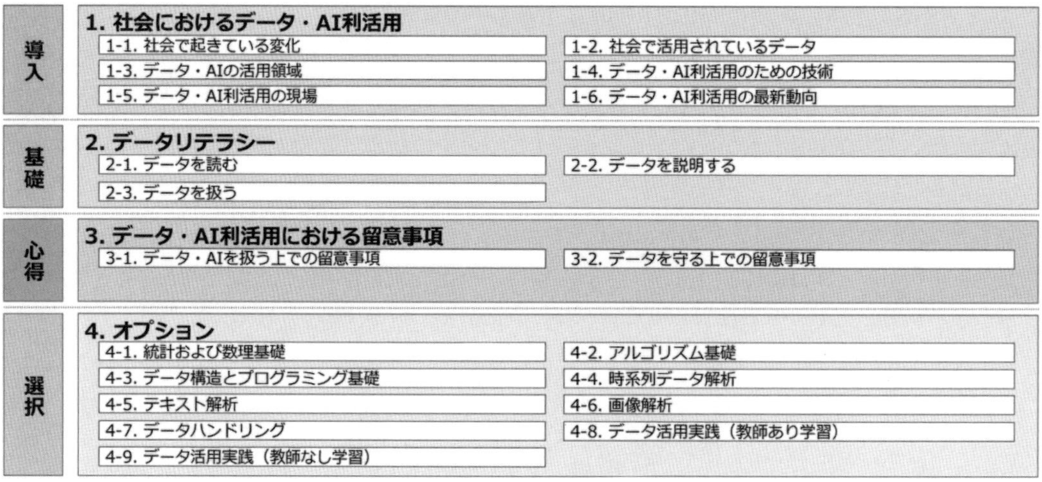

図3　データサイエンスのモデルカリキュラム（リテラシーレベル）

出典：数理・データサイエンス・AI教育強化拠点コンソーシアム
　　　http://www.mi.u-tokyo.ac.jp/consortium/index.html

　医療人底力実践Ⅲ（データサイエンス）では，8回（1単位）の授業なので，このモデルカリキュラムの中の，導入，基礎，心得の部分を，表1の授業構成に従い，学習する。

表1　医療人底力実践Ⅲ（データサイエンス）の授業構成

授業回	learningBOXの動画ファイルと理解度テストのタイトル
1 （導入）	授業ガイダンス，社会で起きている変化（自然科学，社会科学，データビジネス，データ人材など）
2 （導入）	データ・AIの活用領域（ビデオ配信，インターネット広告，消費販売・生産動向，自動運転，医療健康，電子カルテ）
3 （導入）	データ・AI利活用のための技術（データ分析と可視化，画像処理，文字認識，情報検索，自動翻訳，ドキュメントのテキスト化（OCRとDX））
4 （導入）	データ・AI利活用の最新動向（AIの機械学習，AI医用画像診断支援，AI医療・サイボーグ，AIビジネス，AIと人間の将来）
5 （基礎）	データ（1種類）を読む（EXCELを使用した平均値・分散・標準偏差の求め方，折れ線グラフの作成，ヒストグラムと円グラフの作成，度数分布表の作成，分割表とクロス集計，母集団と標本）
6 （基礎）	データ（2種類）を読む（EXCELを使用した散布図の作成，相関係数，相関係数行列，散布図行列，レーダーチャート）
7 （基礎）	データを扱う（教育用標準データセット（SSDSE），表形式データ，データに対する操作（集計・平均，並べ替え・ランキング，ヒストグラム，散布図））
8 （心得）	データ・AI利活用に関する留意事項（ELSI，データの倫理，データサイエンス・AIで起こりうる論点，データを守る上での留意事項（セキュリティ，個人情報保護），悪意のある攻撃と事例（個人，組織））

また全学基礎分野の授業（「情報リテラシー－」と「医療人底力実践Ⅳ（発展プログラム）」）とは，有機的に連携し，授業を運営している。すなわち「情報リテラシー」では，ワープロや表計算などのソフトウェアの使用方法を学習するので，医療人底力実践Ⅲ（データサイエンス）では，その学習内容をベースにし，コンピュータの利活用による社会変化，データ・ＡＩの基本技術・最新動向，表形式のデータから各種のグラフの作成，データ・ＡＩ利活用に関する留意事項などを学習する。

　そして，「医療人底力実践Ⅳ（発展プログラム）」では，この授業での学習内容を確実に身に着けるために，「プレゼンテーション」に「データサイエンス」の要素を含めたグループワークを実施し，教育の質の向上を目指している。

④ データサイエンス教育の特色

　医療人底力実践Ⅲ（データサイエンス）の教育の特色は，３ステップで，全てオンデマンドで学習できるように，e-ラーニングシステムを使用したことである。すなわち，e-ラーニングシステム（商品名learningBOX）上に，毎回の授業フォルダを作成し，授業スライドと動画（音声付きスライド）を作成し，その授業内容に合わせて作成した設問をe-ラーニングシステムの「理解度テスト」を実施できるように整備した。

　またこの授業の毎回の授業フォルダには，視聴を推奨するホームページなどをリンクし，関心がある学生はクリックするだけで，関連するデジタル教材を参照し，自己学習できる。

1）図解による概念の理解

　e-learningのシステム（商品名learningBOX）で，静止画の授業スライドと動画（音声での解説付きスライド（YouTubeを使用したため，すべて15分以下を６本）をすべての授業（８回），合計48組（動画ファイルと静止画のファイルのペア）を独自に作成した（図４）。

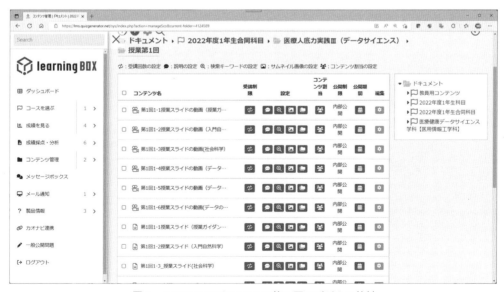

図４　e-learningのシステムの第１回のデジタル教材

学生は，理解しにくい内容については，授業スライドをいつでも，どこでも，何度でもパソコンでも，スマートフォンでも視聴できる。

2）専門用語の記憶・定着

learningBOXのクイズ機能を使用して，データサイエンスの専門用語に関する「理解度テスト」を何度でも繰り返し学習できるように，デジタル教材を作成し，自動採点結果を解答の直後に示すようにした（図5）。そして，合格できるまで何度でも解答させ，用語の意味を正確に理解するように，最高点を成績に反映するようにしている。

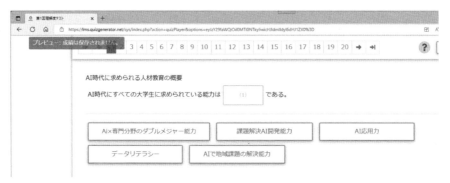

図5　理解度テストの出題例

3）総合的に考える力

総務省統計局などが公開している実データを使用し，EXCELでの各種グラフの作成方法を学習し，説明したい内容に合わせてグラフを作成し，グラフから読み取れる内容を考えさせるレポートを課題としている。例えば，男女の身長の表形式のデータより，度数分布表を作成し，男，女，全体の3組のデータに関する棒グラフの作成方法（図6），三重県と愛知県の年齢別人口比率を比較するための人口データを総務省統計局からダウンロードし，円グラフの作成（図7）などを学習する。

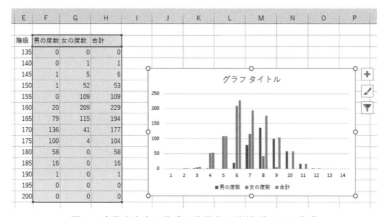

図6　度数分布表の作成と複数個の縦棒グラフの作成

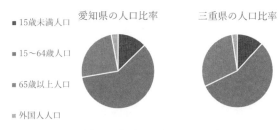

図7　三重県と愛知県の年齢別人口比率を比較

参考文献

1）数理・データサイエンス教育強化拠点コンソーシアム　リテラシーレベルモデルカリキュラム対応教材http://www.mi.u-tokyo.ac.jp/ consortium/e-learning.html（2022年10月15日閲覧）

2）北川源四郎・竹村彰通（編），教養としてのデータサイエンス，講談社，ISBN978-40-523809-7

3）厚生労働省厚生労働白書https://www.mhlw.go.jp/toukei_hakusho/hakusho/（2022年10月15日閲覧）

4）三重県みえDATABOX https://www.pref.mie.lg.jp/databox/　index.htm（2022年10月15日閲覧）

5）愛知県　県民生活部統計課　https://www.pref.aichi.jp/toukei/（2022年10月15日閲覧）

6）厚生労働省『「統合医療」に係る　情報発信等推進事業』eJIM: evidence-based Japanese Integrative Medicine, https://www.ejim.ncgg.go.jp/public/hint 2 /c03.html（2022年10月15日　閲覧）

7）独立行政法人統計センターSSDSE（教育用標準データセット）https://www.nstac.go.jp/use/literacy/ssdse/（2022年10月15日閲覧）

8）総務省統計局，政府統計の総合窓口（e-Stat）https://www.e-stat.go.jp/（2022年10月15日閲覧）

（鶴岡　信治）

第 ② 講

ディベート

　ディベートとは，１つの論題について異なる立場（賛成派と否定派）に分かれ議論することをいう。対立する立場をとる側が，相手側の立場を論理的に攻め，聞き手である第３者を説得することを目的として議論展開するコミュニケーションである。これは，裁判における検察側と弁護側の論争，国会で行われる党首討論などと似ており，これらも広義にはディベートに含まれる。法廷においては，検察官と弁護士が互いに討論し合い，いかに裁判官や陪審員を説得することができるか，また国会での党首討論ではいかに他の議員や国民に対して自らの考えの方が優れているかを受け入れてもらうことである。

　ディベートは，一般的に「立論」，「質疑」，「反駁（はんばく）」の３つの部分からなっており，肯定派と否定派がそれらを交互に行って，最後にジャッジ（審判）が判定を下すという流れになっている。「立論」とは，自分たちの基本的な立場やそれを支持する主要な論点を提示することであり，「質疑」とは相手の立論における主張内容を直接確認したり，その他不明な点などを質問することである。また，「反駁」とは，相手の議論に反論したり，相手から加えられた反論に対して再反論をし，自分たちの議論を再構築することである。

　ディベートに類似したものにディスカッションや一般的な議論などがあげられる。ディスカッションは，ある公的なテーマについて議論するのに対して，ディベートはそのような議論に加えて両者間の意見対立が前提となることが異なる。また，議論は，テーマを必ずしも必要としていないし，それが公的なものである必要もない，また意見の対立も前提されない点でディベートとは異なっている。さらに，口論や詭弁（きべん）といったようなこととディベートは異なり，ディベートには理性的あるいは論理的な議論の展開がある。

行動目標
①コミュニケーション方法の１つであるディベートを経験し，論理的に考える力の必要性が説明できる。
②医療人として必要とされるコミュニケーション技術（傾聴する態度と適切な自己主張）を実践できる。
③よい聴き手や話し手になれるよう，相手の立場や気持ちを受け止めることができる態度を身につける。

① ディベートの種類

　ディベートは，狭義には教育を目的として行われる教育ディベートあるいはアカデミック・ディベー

トとも呼ばれるものがある一方で，説得力を競い合う競技形式で行われる競技ディベート（教育ディベートの一種）がある。また，その他には，シナリオ方式のディベートや，反駁のかわりに両者のフリートーキングを用いたマイクロディベートなどの種類もある。

現在，日本の多くの大学では，教育（アカデミック）ディベートの重要性に着目し，大学教育の中にディベートを導入しはじめている。大学生がディベートを学ぶことは，勉学や研究をより豊かなものにするばかりではなく，将来それぞれの専門分野における職務の遂行にあたって大きな力となるであろう。

表1　ディベートの種類

教育ディベート	教育を目的として行う。 　論証重視型ディベート（ポリシーディベート） 　即興性重視型ディベート（パーラメンタリー・ディベート）
競技ディベート	競技形式で説得力を争う。
シナリオディベート	予め議論の方向性を決めて行う。
マイクロディベート	一般的なディベートの要素を保ちながら簡潔化したもの。短時間で行うこと

② ディベートの流れ

一般的に試合そのものをディベートと呼んでいることが多いが，ディベートの試合を行うためには試合以外に条件を設定することや情報収集など準備が必要となる。ディベートの大まかな流れは，まず論題を設定する。次に，設定された論題に基づいて，肯定側，否定側の双方のチームが試合のために情報の収集や，議論作りの準備を行う。準備期間が終了すると試合が始まる。試合が終わると，審判によって審査・判定が行われディベートは終了する。試合で行われる議論は，立論，反対尋問（質問），反駁（反論）の順序で肯定側と否定側が交互に行っていく。

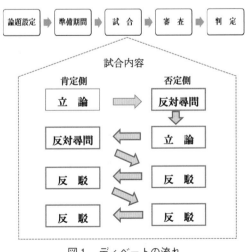

図1　ディベートの流れ

③ 議論の構造とクリティカル・シンキング

　ディベートを学ぶことで，「論理的思考（考える力）」と「コミュニケーション技術（聴く力，表現する力）」を身につけることができるといわれ，さまざまなビジネスシーンでそれらの力を活かすことによって，企画，会議，商談や仕事の交渉などを有意義にスムーズに行うことができるのである。
　考える力としての「論理的思考」には，論理的思考力，瞬時に考え判断する能力（瞬発的思考力），批判的思考力が含まれる。「コミュニケーション技術」には，短時間で的確に主張を行う能力，意図を的確に伝える構成力，説得力のあるプレゼンテーション原稿の作成力や，問題意識をもって聴く能力がある。

表2　ディベートを学ぶことによって身につくスキル

	論理的思考	コミュニケーション技術	
身につく力	考える力	聴く力	表現する力
知的基礎力	論理的判断力	積極的な傾聴力	
	倫理的構成力	問題意識をもって聴く力	
	瞬発的思考力	論理的な表現力	
	批判的思考力	短時間で的確に主張する力	
	多角的視野	意図を的確に伝える構成力	

　ディベートにおける議論は，「主張」と「理由」の2つからなっている（トゥールミン（Toulmin, Stephen Edelston, 1922-））。ディベートは，「主張」と「主張」の対立であるが，それらの優劣を決めるのは「理由」の強さといわれている。「主張」を行う際は，必ず十分な「理由」をつけることが重要であり，「主張」の立証責任は主張を行う者にある。また，「理由」は，「根拠」と「論拠」からなっており，「根拠」とは具体的な数値，証拠や事実のことをいい，「論拠」は「根拠」と「主張」をつなぐものであり，仮定や前提のことをいう。

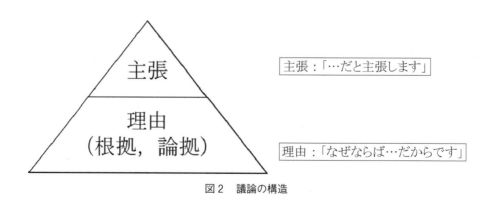

図2　議論の構造

さらに，ディベートを行う際には，クリティカル・シンキングと呼ばれる批判的な考え方も重要な要素となる。日本ディベート協会の瀬能和彦（Seno, Kazuhiko, 1964-）によるとクリティカル・シンキングとは，「ある主張を鵜呑みにせず，その真偽を，理由を厳しく吟味することで，正しく判断する能力」である。クリティカルに思考する上で，「What？」，「Why？」と「So what？」の３つがキーワードとなる。「What？」とは，「相手の主張は何なのか」を正確に把握することである。「Why？」とは，「どうしてそういえるのか」ということであり（根拠と論拠），すべての「主張」には何らかの理由が必要となる。「So what？」とは，「それがどうした，だから何なのか」という思考であり，「主張」にはその結論があるということである。

　ディベートでは，「主張」と「理由」からなる議論の構造に沿って，クリティカルな思考で行っていくことが重要となるのである。

　またこういった論理思考のトレーニングに論理パズルというものもある。

例えば

私は甘い食べ物なら何でも好きです。

ケーキは甘い食べ物です。

ということは，私はケーキが好き？キライ？どっち？

解答として

もちろん「好き」です。

解説として

　甘い食べ物の１つとしてケーキがあり，私は甘い食べ物は全て好きなのですから，もちろんケーキも好きということになりますね。

　このように，どの条件をどのように当てはめていけばよいのか，自分で筋道を立てながら考えていくクイズである。様々な種類のクイズがあるので参考文献も参照すること。

④　マイクロディベートの実施方法と調査方法

　マイクロディベートの手順としては，肯定側主張，否定側主張，フリートーク，ジャッジ・まとめの順で行う。時間配分は以下の通りが目安となる。

　　１）肯定側主張　　　　　　３分程度
　　２）否定側主張　　　　　　３分程度
　　３）フリートーク　　　　　３分程度
　　４）ジャッジ・まとめ　　　４分程度

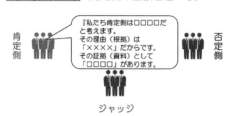

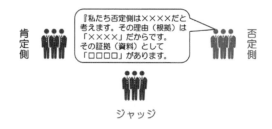

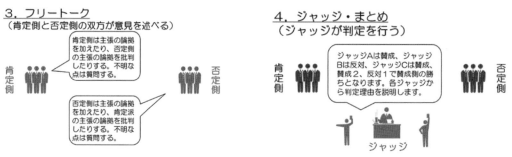

図3　マイクロディベートの流れ

　また，マイクロディベートを行うにあたり，チーム分け，論題（テーマ）提示と対戦順の決定を行う必要がある。その後，実際にマイクロディベートを行っていく。今回は，各チーム前半に2試合，後半に2試合の計4試合を行う。前半には「肯定・否定」のどちらか1つと「進行・ジャッジ」のどちらか1つ行い，後半には前半に行っていない「肯定・否定」のどちらかと「進行・ジャッジ」のどちらかを経験する形とする。また，前半と後半それぞれにチームでの打ち合わせ，調査する時間を20分程度確保する。

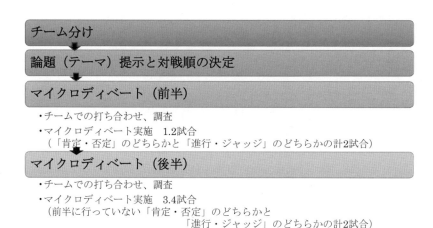

図4　マイクロディベート授業の流れ

⑤ チーム分け

　試合の参加人数は上級者なら単独で行うことも可能であるが，マイクロディベートを行うような場合は複数で行うことが一般的である。しかし，あまり参加人数が多くなると1人ひとりの役割が少なくなり効果は低いものとなる。そのため1チーム3〜4人程度に分かれ，1ユニット4チームになるように分かれる。(36名の場合……カードA〜Lの12チームに分かれ，3ユニットを作る。カードを3枚ずつあらかじめ作成しておき，バラバラにしているカードを引き，チームを分けるのもよい。) その後，チーム内で自己紹介を行う。座席については，以下のように配置する。

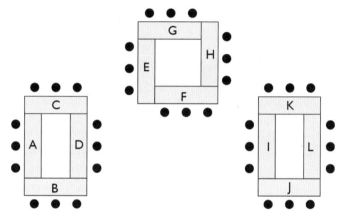

図5　チーム分け・座席配置（例12チーム3ユニットの場合）

⑥ 論題（テーマ）と対戦順の決定

　マイクロディベートを始めるには，まず何について議論するのか決めなければならない。その議論するテーマとなるのが論題（テーマ）である。論題には「事実論題」「価値論題」「政策論題」の3つの種類がある。事実論題や価値論題では論題の事実または価値があるかどうかを議論するものであらゆる方向へ展開できるため議論が複雑になることが多い。政策論題は議論のポイントが分かりやすく，準備も比較的容易に進めることができる。

〈論題例〉

①事実・価値論題

　・テレビは子供に悪い影響を与える。

　・女は男より得である。

　・愛はお金より大切である。

②政策論題

　・日本は死刑制度を廃止するべきだ。

　・日本は喫煙を完全に禁止するべきだ。

　・75歳以上の運転免許更新はやめるべきだ。

また，良い論題にするために重要な4つのポイントとして，

　①肯定文で表現する：「〜である。〜だ。」のような肯定文を使う。

> ⇒議論が複雑

> ⇒議論のポイントが分かりやすい

②論争が可能である：肯定，否定のどちらの立場も平等であり，

　　情報収集のための資料の豊富さに差がない。

③論点が１つである：論題中に論争点が複数存在しない。

④中立的な表現を用いる：感情的な表現や曖昧な表現を使わない。

　　をおさえておく必要がある。

〈論題例〉

×「日本国政府は被災地域への支援を行うべきである」⇒否定することが困難

×「日本はエネルギー政策を改善するべきである」⇒改善が曖昧。否定側が不利

○「日本は再生可能エネルギーへの依存度を大幅に上げるべきである」

　今回，論題（テーマ）は，今後医療に携わるものとして知っておいてほしい内容やきっかけになる政策論題のテーマについて取り組みたい。

　　例）「日本は代理母出産を認めるべきである。」

　　　　「医療人の喫煙は完全に禁止すべきである。」など。

＊肯定（すべきである），否定（すべきでない）

　対戦は「肯定」「否定」「進行」「ジャッジ」のすべてを経験できるようにする。対戦順として，各チーム，前半に「肯定or否定」と「進行orジャッジ」の計２種類，後半には前半に行っていない「肯定or否定」と「進行orジャッジ」の計２種類を経験する形とする。論題は前半，後半合わせて４種類準備する必要がある（論題a〜d）。

表３　マイクロディベート対戦表（例12チーム３ユニットの場合）

	ユニット	試合	肯定	否定	進行	ジャッジ	論題（テーマ）
前半	1	1	A	D	C	B	a
		2	C	B	A	D	b
	2	1	E	H	G	F	a
		2	G	F	E	H	b
	3	1	I	L	K	J	a
		2	K	J	I	L	b

	ユニット	試合	肯定	否定	進行	ジャッジ	論題（テーマ）
後半	1	3	B	A	D	C	c
		4	D	C	B	A	d
	2	3	F	E	H	G	c
		4	H	G	F	E	d
	3	3	J	I	L	K	c
		4	L	K	J	I	d

　　＊Aチームの場合　前半　１試合目⇒肯定，２試合目⇒進行

　　　　　　　　　　　後半　３試合目⇒否定，４試合目⇒ジャッジとなる。

⑦ マイクロディベートの役割

7.1 進行

　進行は，対戦における進行と時間の管理を行う。進行内容は次の進行マニュアルの通りである。主張を肯定・否定それぞれ3分，フリートーク3分を行う。タイマーを用いて時間を正確に伝え，発言が終了時間を満たない場合でも時間はそのままとする（時間を早めない）。進行マニュアルをしっかり確認しておく必要がある。また，試合の最後に感想を述べるため試合中もしっかりメモを取っておくことが重要となる。（進行マニュアルを資料○○に示す）

7.2 肯定・否定

　進行マニュアルをふまえ，自分たちの主張を確かなものにするため，それぞれ前半に行う「肯定」もしくは「否定」の論題にてチームでの打ち合わせ，限られた時間の中で情報収集を行い，戦略を立てる。

・情報収集

　論理的な議論を互いに行いながら自分たちの主張を理解してもらうためには，必ず事前に徹底的な情報収集を行なわなければならない。この準備段階の善し悪しが試合結果に大きく影響することや，ディベートで鍛えられる論理的な思考力もこの段階で多くが養われるため，準備期間はディベートにとって大変重要な過程である。

　ディベートの試合前の準備としては基礎知識を得る情報と事実を証明する情報（データ）を収集する。基礎知識の情報とは，論題の意図や分からない用語などを理解するための情報で，主に辞典や事典から得ることができる。事実を証明する情報は，議論を明らかにするための情報で，自分たちの主張を支える具体的な統計結果やこれまでの事象例などがこれにあたる。この情報は，自分の体験や自分以外の人から聞いた伝聞などからも得られるが，有効なものは公的に刊行されている新聞や書籍，または公的機関のウェブサイトなどからの情報である。これらの情報を提示できれば，お互いに確認することもでき説得力を増すことになる。

　情報収集において注意しなければならないことがある。1つ目は，どちらか一方の偏った考え方や立場を基とする情報のみを収集するのではなく，賛成側，反対側それぞれ双方の情報を幅広く収集することが大切である。2つ目は，インターネットを利用すれば容易に多くの情報を得ることができるが，その中には誤った情報も含まれていることを十分理解しておく必要がある。

　収集した情報は試合中容易に提示できるようにまとめておくと良い。情報元，著者名，見出し，内容や，どの議論を支える情報であるかなどを記入しておく。

表4　利用できる情報源

インターネット	データーベース（新聞記事, 雑誌記事, 図書など）
	ホームページ（各政府機関の発表資料など）
図書館・書店	参考図書, 雑誌記事など
政府刊行誌	統計資料, パンフレットなど
取材・インタビュー	事前に関係者などに質問や説明を求める

・論題の分析

　まず，はじめに論題の言葉を理解し，１つひとつ分析する。論題に示されている行為は誰が行うかという主体を明らかにする。行為主体が明らかになれば論題の中身がどのような提案なのかがはっきりしてくる。次は何を行うのか，そしてどうような方法で行うのかを明確にする。例えば「日本は死刑制度を廃止するべきである」という論題の場合，主体は日本であるが，さらに明確にすると主体は日本政府が行うことと解釈する。次に何をどのように行うかは「死刑制度」を「廃止」するだが，これをさらに明確にすると「刑法を改正して死刑を廃止する」ことであることがわかる。ここで死刑について正確にどういう刑罰なのか辞書や刑法などから調べておくことも必要となる。

・原稿作成

　情報収集したデータを読み上げるだけでは，主張は成り立たない。議論とは主張と根拠が組み合わさっているものであり，その議論を論理的に組み合せたスピーチにしなければならない。次の点に注意する。①時系列に気をつける。議論するなかで因果関係などを説明する場合に時系列が乱れていると，聞いている人は十分に理解できない。②最初に話す内容を示す。これから何について述べるのかあらかじめ最初に提示しておく。③主張と根拠を明確にする。主張は何で，どのようなデータを根拠しているのか明らかにする。

　肯定の主張は，論題を肯定する必然性を訴えることが必要であり「①現状を分析し，論題の問題点を発見する。②問題解決のためのプランを提示する。③金額・制度などの観点から実行可能か示す。④プラン導入後のメリット・デメリットを示してメリットがより上回ることを示す。」の流れで考える。また，否定の主張は現状を理解しつつ，論題である改善策は不適当であることを訴える（テーマの否定）必要がある。その流れは，「①現状分析し，論題の問題点を発見する。②メリット・デメリットを示してデメリットがより上回ることを示す。」で考える。

表5　肯定・否定のすべきこと

肯定 ↓ 論題（テーマ）を肯定する必然性を訴える。	否定 ↓ 現状は理解しつつ，その改善策としては 不適当であることを訴える（テーマの否定）。
・論題を元にストーリーを考える。 「論題には○○という問題がある」「○○を解決するためには××しないといけない」「××をするためには，△△や■■が必要になる」「××を実現することで，☆☆というメリットが発生する」「××を実現することで★★というデメリットも発生する」「☆☆と★★を比較するとメリットが大きい」 「よって××を実行する必要がある。」 ・理論（データ）を付け加える。 ・想定される「反論」を考え，準備を行う。	・論題を元に肯定側のストーリーを予測する。 「相手は■■を主張してきそう」 「□□なんかも言ってくるかも…」 ・矛盾点（おかしな部分）を考える。 「■■は，デメリットの方が実は多い」 ・相手が主張してくるであろうことを複数予測し，反論できるよう準備をする。 「色々なパターンに備えて準備をしよう」

　また，双方，フリートークに備えて想定される「反論」を考え，準備を行う必要がある。反論するには，それぞれの主張について本当に利益，不利益が生じるのか，またその利益，不利益はどのような規模なのかなどの影響力の大きさを論証していく必要がある。予想される反論に対しては，再反論することも考えて準備しておかなければならない。試合前にはできる限り，いくつかの議論の展開を予測しておくことが大切である。反論内容をまとめておく必要がある。

　また，あらかじめ相手側が主張してくる内容を予測しておかなければならない。その上で相手側の主張によって利益，不利益が本当に生じるのか，どのくらいの影響力があるのかなどを検証しておく必要がある。

　反論のポイントを3つ挙げる。①根拠の妥当性をみる。議論の主張を支える根拠やデータが正確であり，問題点の原因を十分に証明しているかどうかをみる。②別の根拠を示す。相手の主張を支える根拠よりも良い根拠を示し，相手の主張が成立しないと反論する。③議論の論理性に無理がないかみる。議論の論理的な展開に大きく飛躍している部分や論理的につがらない部分がないかみる。

　では実際に調査，戦略を立ててみよう。上記のすべきことを参考に，調査表を作成する。調査表は肯定，否定に分かれており，

　1）主張したいこと・詳細な事実・引用入手先

　2）予想される相手からの質問・批判

　3）相手からの質問・批判への回答

　4）予想される相手の主張とそれに対する相手への質問

　5）チーム内で確認チェック

からなっている。

　論題から道筋がそれないようにチーム内で話し合おう。客観的数値を必ず加え，より説得力のあるものにする。

調査表1　立場　：　○○用　　　　　　（　　）チーム

論題：

1）主張したいこと・詳細な事実・引用入手先に関して
※肯定側は論題の利点（現状の問題もふまえて）に関して
詳細な事実は具体的に分かるように、数値などを書きとめ、入手元を明記する。
＊それぞれ、計300文字程度でまとめる。＊発表はゆっくり読む方がわかりやすい。

主張したいこと①：
詳細な事実（具体的な数値を含む）：

引用入手先：

主張したいこと②：
詳細な事実（具体的な数値を含む）：

引用入手先：

主張したいこと③：
詳細な事実（具体的な数値を含む）：

引用入手先：

2）予想される相手からの質問・批判（上記に調べたことについての反論を考えてみる。）
①
②
③

3）2）相手からの質問・批判への回答（その改善提案、詳細な事実、引用入手先）
（1）の主張したいことを否定しないように注意すること）

改善提案①：
詳細な事実：

改善提案②：
詳細な事実：

改善提案③：
詳細な事実：

4）予想される相手の主張とそれに対する相手への質問　（相手が主張してくるであろうことを予測し、それに対しての質問を列挙する。引用入手先もある場合は明記。）
・予想される相手の主張：

・質問（相手の主張への批判）：

・予想される相手の主張：

・質問（相手の主張への批判）：

5）チーム内で以下のことを確認チェック☑、調整しよう。
□主張が論理的か。　　□論題とずれていないか。
□最後まで主張の一貫性があるか（矛盾していないか）。
□証拠はそろっているか（具体的な数値は示しているか）。
□主張の順番はこれでよいか。
主張する順番の決定（　1）の①〜③を主張する順番に記入する。）
（　　）⇒（　　）⇒（　　）
□話す箇所の担当者を決定（全員がどこかを担当）する。
・主張と詳細な事実
①（　　　　　）②（　　　　　）③（　　　　　）
・フリートーク
相手への質問（　　　　　）
相手への回答（　　　　　）
担当以外のところも、全員でフォローして試合に臨むこと。
＊試合中、振り返りシートにジャッジからの指摘も記すこと。

図6　ディベート調査表

・マイクロディベート本番

　進行マニュアルをベースに調査表をもちいて，実際に試合を行う。主張では，肯定側は論題を支持する提案の理由を説明する。否定側は論題を支持しない側であるから，なぜ提案を支持しないのかを肯定側が示す内容を1つひとつ検証しながら，支持しない理由を述べる。調査票の「1）主張したいこと，詳細な事実」を3つ順に述べる。

　フリートークでは相手の主張をふまえて調査票の「4）相手への質問」を用いて質問，批判を述べる。また，「3）相手からの質問・批判への回答」を用いて回答する。調べた内容と違う場合は，その他調べた内容から回答する。相手の主張に対して自分たちの主張だけを述べるといった行為はしてはいけない。このように主張に対して主張だけで返すと，ただの水掛け論になってしまうからである。相手の主張の根拠を崩し論理的なつながりがないこと証明していくことが重要となる。限られた時間の中で，相手の回答時間が長くならないように，相手の答えがYESかNOになるものか，A，B，Cのうちどれかといった択一的な質問を行うと多くの情報を聞き出すことができる。応答者はマナーとして，質問を回避したり，回答を引き延ばすなどの行為は慎まなければならない。また，試合中にメモをとることを徹底し，真剣に取り組むこと。

　また，後半のマイクロディベートについては前半と逆の立場の「肯定　or　否定」の論題にて同様に調査を行う。その際，前半の経験を活かし，戦略を立て，試合に臨むこと。試合中，後述する振り

返りシートにジャッジからの指摘（ジャッジから賛同を得たこと，相手チームがジャッジから賛同を得たこと）を記す。

7.3　ジャッジ

ジャッジを行うにあたっては，個人的感情や個人的知識を捨て，個人的感情を持たないことが大切である。勝敗については，いかに現実性があるか，具体的な数値の有無，説得性等で論理的に判断する。プレゼンテーション能力を判定の根拠に持ち込まず，時間を有効に使えていないなどルール違反を考慮する必要がある。

個人的感情としては2つの要素がある。1つ目は論題に対する感情がある。論題を個人的に行った方が良い，あるいは行わない方が良いという自分の判断を審査に反映させてはならない。2つ目は発言者に対する感情がある。発言の仕方が気に入らない，または発言者と友好関係にあるなど個人的な発言者に対する好き嫌いを入れてはならない。

個人的知識にも2つの要素がある。1つ目は現在までに経験したり学んだりしたことで得た自分の知識がある。自分の持っている知識と試合内容で出された知識を比較して審査を行ってはならない。あくまでも試合で肯定側，否定側が行った議論内容をみて論理的な判断を下す必要がある。2つ目は，前の試合と今行われている試合を比較することである。前の試合の肯定側の議論と今回の試合の肯定側を比較するようなことはしてはならない。ジャッジは現在行われている試合の議論のみで判断する。

今回は，ジャッジシートを用いて，試合中の肯定否定の主張，フリートークについてメモをとり，説得力のあったものに〇をする。試合後，①ルール準拠②説得性・論理性③証拠が最も示されたのはどちらか（メリット，デメリットは本当に生じるものであるか）を考慮し，評決を行う。

ジャッジシート　第（　）試合

論題：

試合中　主張メモ　どのような主張、証拠があったか。
　（説得力のあったものに〇をする。）

肯定側	〇	否定側	〇
・ ・ ・		・	

フリートークメモ　先程の内容への質問、その回答内容。
　（質問・相手方への批判、回答に論理性、説得性があったものに〇をする）

肯定側	〇	否定側	〇
・ ・ ・		・	

試合後　評価
① ルール準拠（時間配分、声の大きさは適切だったか）
　　肯定（　）否定（　）
② 説得性・論理性
　（主張が論理的か　相手の論点と対応していたか、チーム内で矛盾していないか）肯定（　　）否定
　（　）
③ 証拠（主張を裏づける事実・"具体的な数値"が示されているか）
　　肯定（　）否定（　）

◆評決（総合して説得力があったの〇をつける）
　＊論題への偏見を捨て、個人的感情を持たないこと。
　　　　　　　　　　　　　＜肯定　・　否定＞
　理由（いかに現実性があるか、具体的な数値・説得性があった部分等）

図7　ジャッジシート

デメリットよりメリットが大きい場合のみ肯定側の勝ちとし，デメリットが大きい場合やメリットとデメリットが同じ場合には否定側を勝ちとする。メリットとデメリットが同じと判断した場合は否定側を勝ちとする理由は，肯定側は現状を変えることを提案し，今より良くなると主張しているため，メリットがデメリットを上回らなければ，積極的に肯定側の提案を受け入れる必要がないからである。

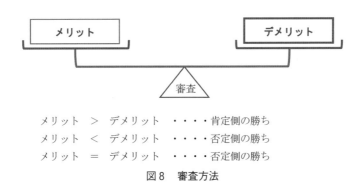

図8　審査方法

　ジャッジが偶数で同数になった場合は，同数であることを述べたうえでチームとして最終的にどちらにしたかを述べる。引き分けはない。進行マニュアルもしっかり確認しておく必要がある。また，試合後，後述する振り返りシートにジャッジを行っての自分自身の振り返りとして，意見の変化，感じたことも明記する。

⑧　振り返り＆まとめ

　「主張の時間を有効に活用できていたか。」「具体的な数値，客観的な根拠など示せていたか。」「特定の人だけしか話していなかったか。」を考え，振り返りを行う。
・肯定・否定の振り返り
　「肯定」「否定」を行った際，試合中，振り返りシートに（1）ジャッジからの指摘（ジャッジから賛同を得たこと，相手チームがジャッジから賛同を得たこと）をメモする。また，前半後半のマイクロディベートをすべて終えた後，他チームと比較し，勝因・優れていたところ，敗因・劣っていたところと今後より良くするためには何をすべきかを各自考え，記載する。
・ジャッジを行っての振り返り
　ジャッジを行っての自分自身の意見の変化（試合前の自分自身の考え，試合後の自分の考え）を顧みて，客観的にマイクロディベートについて振り返ってみる。
・全体の振り返り
　マイクロディベートをすべて終えて感じたことを各自記載する。その後，チーム内で意見交換を行い，深めることが大切である。

　授業終了後も，「メモを取る」，「積極的に行動する」「論理的に考え，相手に伝える」ことができていたか，もう一度自分自身の反省を行う。そして，論理的思考力を身につけるために，日常的に，「何で？？」と自分自身に問いかけるトレーニングをすることが大切である。

ディベート　進行マニュアル

　進行グループは，下記の順序に従い進行をお願いします。進行グループは司会や時計管理など，適宜役割分担をしてください。複数回実施する場合は，自己紹介やルールなどを除く。

はじめに

0：00	進行	今から「○○○○（論題）」のディベートをはじめます。

自己紹介

0：00	進行	まず初めに自己紹介をさせていただきます。進行をさせていただく「△△学科の□□」です。同じく「△△学科の□□」です。同じく「△△学科の□□」です。よろしくお願いいたします。 次にジャッジの方，お願いします。
	ジャッジ	ジャッジを担当します「△△学科の□□」です。…。
	進行	続いて肯定側から自己紹介をお願いします。
	肯定側	「肯定側の△△学科の□□」です。同じく肯定側の…です。
	進行	ありがとうございました。最後に否定側から自己紹介をお願いします。
	否定側	「否定側の△△学科の□□」です。同じく否定側の…です。
	進行	ありがとうございました。

ルール説明

0：02	進行	はじめる前に簡単にルールを説明します。 肯定・否定それぞれ３分ずつ自らの主張を理由と共に述べます。 ３分に満たない場合も時間はそのままとします。時間をはやめることは行いません。満たなかったこともジャッジの判定材料にしてください。 その後フリートークとして３分間，補足や質疑などを行ってください。 その後，ジャッジが判定を行います。

肯定側の主張

0：03	進行	では，はじめます。まずは，肯定側から聞こえるように大きな声でお願いします。 （１分ごとに経過時間をアナウンスする）
0：03	肯定側 （３分）	「私たち肯定側は　論題○○○○　について賛成します。」 ↓【（１）主張したいことを述べ，詳細な事実・引用入手先】順に述べる↓ 「第１に，（　　）です。⇒その後，詳細な事実」について述べる。 「第２に，（　　）です。⇒その後，詳細な事実」について述べる。 「第３に，（　　）です。⇒その後，詳細な事実」について述べる。 「以上より論題を肯定するのは当然です。これで立論を終わります。」 （残り時間をアナウンスする）
0：06	進行	時間です。ありがとうございました。

否定側の主張

0：06	進行	次に，否定側で，聞こえるように大きな声でお願いします。 （1分ごとに経過時間をアナウンスする）
0：06	否定側 （3分）	「私たち否定側は論題　○○○○　について反対します。」 ↓【1）主張したいことを述べ，詳細な事実・引用入手先】順に述べる↓ 　「第1に，（　　　　　　　）です。⇒その後，詳細な事実」について述べる。 　「第2に，（　　　　　　　）です。⇒その後，詳細な事実」について述べる。 　「第3に，（　　　　　　　）です。⇒その後，詳細な事実」について述べる。 「以上より論題を否定するのは当然です。これで立論を終わります。」 （残り時間をアナウンスする）
	進行	時間です。ありがとうございました。

フリートーク

0：09	進行	では，フリートークに移りたいと思います。先程の主張をふまえて，ディベート準備用紙の3），4）を用いて補足や質疑などを行ってください。まず肯定から質問などをお願いします。では，はじめてください。 （1分ごとに経過時間をアナウンスする）
0：10	肯否両者 （3分）	先程の相手の主張をふまえて質問，批判【4）相手への質問】を述べる。【3）相手からの質問・批判への回答】を用いて回答する。調べた内容と違う場合は，その他調べた内容から回答する。

ジャッジ

0：13	進行	時間です。ありがとうございました。それではジャッジに移りたいと思います。1分ほど時間をとりますので，ジャッジの方は判定の準備をお願いします。ジャッジを行う上で個人的な意見ではなく，議論の中で具体的な数値，客観的な根拠などから判定を行ってください。 ジャッジ偶数の場合⇒事前に確認し同数になった場合は，同数であることを述べたうえで最終的にどちらにしたかを述べてください。引き分けはありません。

0：14	進行	ジャッジにうつりたいと思います。ジャッジ1さんお願いします。
	ジャッジ1	私は「××」です。その理由は…です（ジャッジシートを見ながら）。以上です。次にジャッジ2さん，お願いします。
	ジャッジ2	私は「××」です。その理由は…です（ジャッジシートを見ながら）。以上です。最後にジャッジ3さん，お願いします。
	ジャッジ3	私は「××」です。その理由は…です（ジャッジシートを見ながら）。以上です。

おわりに

	進行	ありがとうございました。 肯定「○○」，否定「××」で□□の勝ちです。 まとめとして△△△のようなディベートでした。 みなさんお疲れさまです。これで○○○○のディベートを終わります。 拍手をお願いします。

参考文献

1）瀬能和彦「第57回JDAディベート・セミナー資料」 JDA日本ディベート協会　2013年
2）全国教室ディベート連盟「教室ディベートへの挑戦第7集　ディベートを楽しもう」学事出版
　　1997年6月5日
3）全国教室ディベート連盟「教室ディベートへの挑戦第8集　マイクロディベートの指導」学事出
　　版　1997年8月5日
4）西部直樹「はじめてのディベート　聴く・話す・考える力を身につける」あさ出版　2009年
5）西部直樹「はじめてのディベート」株式会社あさ出版　2012年4月17日
6）松本茂，河野哲也「大学生のための「読む・書く・プレゼン・ディベート」の方法」玉川大学出
　　版部　2013年2月28日
7）松本道弘「図解ディベート入門」株式会社中経出版　2010年9月23日
8）茂木秀昭「ザ・ディベート」株式会社筑摩書房　2013年1月30日
9）太田龍樹「ディベートの基本が面白いほど身につく本」 中経出版　2007年
10）小野田博一「論理パズル出しっこ問題傑作選」 講談社　2014年
11）小野田博一「論理パズルBEST100」 PHP　2015年
12）Dennis E, Shasha著，吉平健治訳「プログラマのための論理パズル」オーム社　2011年
13）宮澤大陸「クイズ大陸http://quiz-tairiku.com/」

（北岡ひとみ・前河　裕一・松浦　　信・山下　幸司）

第 3 講

プレゼンテーション

Presentationは，紹介，発表，説明などと訳され，聴衆に向け情報提供・情報発信を行い，理解を得るための方法・手段の1つと考えられている。大学在学中にプレゼンテーションが必要になる場面としては，ゼミや卒業研究発表，就職活動の面接があり，卒業後は，就労先の医療福祉施設や企業内における企画会議や学会での発表などが想定される。

プレゼンテーションでは聴衆が多数である場合が一般的であるが，発表者が一人の場合には1対多数，もしくは複数人で発表する場合には複数人対多数におけるコミュニケーションとなる。コミュニケーションは単に伝えようとするだけではなく，伝えようとする内容が相手に伝わることが重要であるため，誰にでも理解しやすいように考え，伝えられるようにプレゼンテーションを行うことが必要である。

それでは，どのようにすれば伝わるプレゼンテーションになるのだろうか。プレゼンテーションもコミュニケーションであることから，発表の際には言語的コミュニケーションのみならず，声のトーンや大きさ，発音の明瞭さといった準言語的コミュニケーション，視線や身振り，手ぶりなどの非言語的コミュニケーションも含めたコミュニケーション技術を活用することが基本である。さらに，プレゼンテーションでは論理的に組み立てて伝わりやすくなるように準備することが必要である。準備に際しては，プレゼンテーションの場面を把握し，誰に何を伝えたいのかを明確にすることが求められる。例えば自分で調べたことをまとめて報告することを目的としているか患者に行動を変えてもらう健康教室や講習会などの場面でのプレゼンテーションなのか，研究した成果を，専門知識を備えた人に伝える場面のものなのか，その場面，目的によってプレゼンテーションの内容や方法が異なってくる。プレゼンテーションのスキルは社会人になっても役立つ。

医療福祉の専門職を目指す大学生が効果的でわかりやすいプレゼンテーションを行う上で必要とされる知識，基本的技術とともにプレゼンテーションを受ける側の姿勢や態度についても触れておきたい。これは，大学でゼミを含めた講義を受ける際に生かせると考えられる。プレゼンテーションのためにどのような準備をすればよいのか。自分の考え，意見，主張を論理的に多数の聴衆に伝えるために，どのように表現し，まとめればよいかその方法についても考えてみよう。

行動目標
①テーマに沿って必要な情報，データを収集，整理し，まとめることができる。
②チームメンバーと協力しながら課題に取り組むことができる。
③相手に伝わりやすい資料を作成することができる。
④指定時間内に聴衆が聞き取りやすい発表ができる。
⑤聴衆に対して自らの考えを述べることができる。

⑥他者の発表を聞き，自己の発表の改善点を考えることができる。

① プレゼンテーションの準備（全体の流れを考える）

いきなり資料を作るのではなく，本番までの流れを確認しよう。

①聞き手，対象者の分析を行う

聞き手の経験や専攻分野，年齢や性別などを分析する。分析から対象者の関心やニーズ，テーマに対する知識レベルを把握する。テーマについてどの程度聴衆が予備的知識があるのかで説明の仕方，言葉の使い方について考える必要がある。

②テーマを決め，具体的プレゼンテーションの目的，条件を確認する。

プレゼンテーションを行う日時，場所，発表時間，方法の確認。

聞き手の関心，ニーズに沿ったテーマ，あるいは自分の問題意識に沿ったテーマを決める。テーマが決められている場合についても的を絞った具体的な狙い，自分なりの視点で伝えたいポイントについて考える。

いつまでに何をしないといけないのか。持ち時間についても確認し，発表内容を考える。テーマに関する情報の収集を行う。

③効果的な発表の構成を考える。（アウトラインの作成）

序論（導入部），本論（展開部分），結論（整理・結びの部分）が基本

研究報告の場合，序論（研究の背景，目的），本論（方法，結果），結論（考察）という形式をとる。

| 序論 |

発表の目的，なぜこのテーマを選んだのか。テーマの意味，意義，テーマについて立てた問いは何か。

何を問題と考えたのか。着眼点，どのような点に注目して問題解決しようとするのか，話の結論の一部，概要を伝える方法もある。

プレゼンテーションの流れ，全体の構成を伝える。

| 本論 |

結論に導くための理由，根拠を展開する。情報の収集を行う。テーマを絞る際に入手した情報に加え，再度，必要な情報を収集，評価，整理する。

自分の主張の根拠となるデータ，事例，調査結果を提示し，論理的に結論に導く。

| 結論 |

何が明らかになったのか。テーマに対する主張をまとめる。

④説明資料を作成する。

聞き手の知識レベルに応じた内容にする。

　表現を工夫し，イメージできるようにする。視覚に訴えると伝わりやすい。

　聞き手が理解できる言葉，表現にする。

⑤作成した資料をもとに発表のストーリー・構成を再度検討する。内容のプランと発表のプランを作成する。

時間配分について考える。

　簡潔，明快な内容にする。

　強調点，重要点を具体化する。

⑥リハーサルと修正，発見した課題，問題点を改善。

何度かリハーサルを行い，確認する。他の人に聞いてもらい，指摘を受け，課題を見つける。原稿を見ずに自分の言葉で話せるようにする。発表原稿，発表のメモを作成してもよい。ただし，読み原稿を棒読みしないように内容を頭に入れておく。

　録音し，声の強弱，間の取り方についてもチェックする。

⑦本番（プレゼンテーション，質疑応答）

良いプレゼンテーションとは

1）プレゼンテーションの内容，構成の質

2）声や視線などの話し方の質

3）理解を助ける補助資料の質

　そこで，内容・構成，補助資料，話し方についてのポイントについて以下に記載する。

② テーマ，課題を設定する

　大学での講義，卒業研究などでは，ある程度発表テーマが決められている場合も少なくない。大まかなテーマを与えられた場合には，与えられたテーマを吟味し，自分の興味関心や伝えたいことなどを考え，テーマを絞っていく。

　この際，社会的に賛否両論に分かれ，問題となっていること，解決すべき事項などをテーマとしてもよい。レポートや論文と同様，大学でのプレゼンテーションには，問題提起があり，その回答，自

分の主張が結論部に述べられている必要があり，感想文とは異なる。したがって，論理的に主張を行うことが求められる。与えられたテーマであっても当事者意識，問題意識を持つことが重要である。

③ 情報，データを収集する

本講では，プレゼンテーションに必要な情報の収集方法として，論文やレポート作成にも役立つ文献や資料を収集する方法について記載する。

一方，卒業研究，卒業論文などでは，研究テーマに応じた研究方法を用いる。これまで行われてきた研究（先行研究）などから信頼性が高く，再現性（同じことを繰り返した場合に同じ結果になること）があると考えられる研究手法で実験，調査を行い，実験・調査データを収集する。指導教官や先輩などにも研究手法や実験手技が適切かどうか指導を受けながら，実験・調査を行う。データ収集に用いた機器，試薬，分析方法などについても研究方法で記載する。

ほかにもアンケート調査やヒアリング調査，フィールドワークによって情報，データを入手する方法がある。アンケート調査やヒアリング調査，フィールドワークにおいても対象者の選定や質問項目が研究目的に合致しているか否か，対象者の選定が研究結果に及ぼす影響についても考慮する必要がある。

①文献，資料の収集

資料の種類，入手方法と特性を理解し，情報を活用する。

	入手法と検索法（データベース）	メリット	デメリット
図書	OPAC キーワードを入力すると該当図書を検索することができる。	ある程度評価の定まったもの，検証されたものを体系的に記載している。専門的な知識についても調べることができる。	変化の激しい学問分野には弱い。 出版までに時間がかかることが多いため，速報性が弱い。
学術雑誌	CiNii 全国の大学図書館等が所蔵する図書・雑誌の情報を検索できる。医中誌Webで医学論文を検索できる。 Google scholar, J-Stageなどでも学術論文を検索することができる。英語論文などは，PubMedなどを用い，検索することができる。無料で読める論文もある。	特定の専門分野に特化している。 図書より，最新の研究，情報を入手できる。	入門者向け情報が少ない。インターネットよりは速報性の部分では劣る。
新聞	聞蔵（朝日新聞データベース） YOMIURI ONLINE（読売新聞データベース） 日経テレコム21（日本経済新聞社データベース） などがある。	速報性の面で優れている。時事関連情報に強い。	必ずしも中立的ではなく，記者の視点，観点から記載されていることを考慮する必要。

| インターネット | Google，Yahooなどの検索エンジンにキーワードを入力 | 速報性に優れている。大量の情報を容易に調べることができる。政府，地方自治体などがインターネットで公開している報告書や統計データを入手することもできる。公的機関，専門的な組織（学術団体，学会）などが運営しているホームページの資料は信頼性が高い。 | 妥当性や信頼性の程度はさまざまなので情報の取捨選択を行う必要がある。 |

図書館で図書を調べる場合には，大学のホームページからオンライン蔵書検索ができる。

図書館のデータベースによる検索

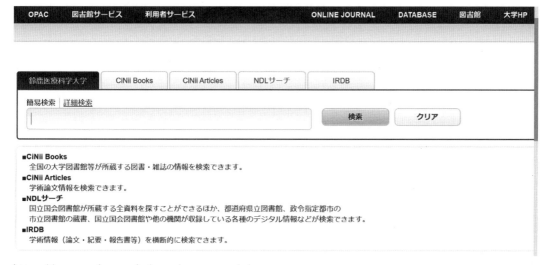

https://opc.suzuka-u.ac.jp/opac/opac_search/

②情報の評価

　集めた情報は，情報の信頼性，妥当性について評価し，整理する。

情報の評価のポイント

１）発信元，発信者の確認

　インターネット情報は，発信者がわからない情報もある。また，発信者によっては，偏った視点，情報を掲載している場合もある。したがって，情報を評価するために，インターネット掲載情報が個人的な意見をもとにして作成されているのか否か，営利目的，商業目的で作成されているのか否かの確認のため，発信元，発信者の確認が必要となる。

２）引用や出典が明記されているか確認

　情報の信頼性を評価するため，根拠や証拠の引用や出典がきちんとした形で記載されているか確認する。引用や参考資料の出典が記載されていないものは，根拠や証拠に基づいて記載されているとは判断できない。Wikipediaを論拠としてはいけないと教員から指摘されるのもこのためである。引用が書いてある場合にはそのまま引用せず，元資料を確認することも大切である。

３）いつの時点での情報かを確認

　インターネットも含めて情報源がいつの情報であるのか確認する，本や雑誌は出版年が記載されているため，出版年を手掛かりに情報，データの新旧を判断することができる。インターネットの情報については更新日を確認する。

　情報源の特徴を考慮し，情報の偏りを防ぐためには，複数の情報源をもとに論理を展開することが重要である。

③情報の整理と記録

　収集した情報は，論拠，論証のための資料として記録，保存する必要がある。集めた資料，情報を整理し，重要ポイントを記録する目的は，２つある。１つ目は，重要な情報を抜き出し記録するということ，第2は後でもう一度見直すとき，どの資料のどこを見ればよいかわかるよう記録しておくためである。

　また，プレゼンテーション資料に収集した情報，出典を記載する目的は，出典を明示することで発表の信頼性を明確化し，視聴者に対して情報提供を行うことにある。これは，プレゼンテーションのみならず，レポート，論文，学部の卒業研究でも同様である。

　１）参考文献・引用文献の記述要件（書誌情報。文献情報）

①著者に関する書誌要素：著者名，編者名
②標題に関する書誌要素：書名，誌名，論文標題
③出版・物理的特徴に関する書誌要素：版表示，出版社，出版年，発刊年，巻・号・ページ
④注記的な書誌要素：媒体表示，入手方法，URL入手日付

　２）引用の仕方と参考文献の書き方
　　①引用の仕方
　　・直接引用
　　　他者の書いた文章をそのまま書き写す。引用部分を「　」または“　”で囲み，末尾に著者の姓，出版年，所在ページを（　）内に書く。
　　・間接引用
　　　内容を要約して使う場合が間接引用である。間接引用の場合は，著者の姓，出版年を書く。
　　・参考文献
　　　参考にした資料を記載。自分の言葉で要約した場合や数値等の客観的資料の出典を明記する。
　　②引用文献・参考文献の書き方（記載の順番，表記法については専門分野により，異なるが記

載の必要項目は共通。

A）単行本

著者名. 書名. 版表示, 出版地, 出版社, 出版年, （総ページ数,）

B）雑誌中の論文

著者名. 論文名. 誌名. 出版年, 巻数, 号数, はじめのページ－おわりのページ.

C）電子ジャーナル中の論文

著者名. 論文名. 誌名. 出版年, 巻数, 号数, はじめのページ－おわりのページ. 入手先, （入手日付）.

D）論文集（単行本）中の論文

著者名. "論文名". 書名. 編者名. はじめのページ－おわりのページ. 出版地, 出版社, 出版年,

E）ウェブサイト中の記事

著者名. "ウェブページの題名". ウェブサイトの名称. 更新日付. 入手先（入手日付）.

（科学技術振興機構　科学技術情報流通技術基準（SIST）をもとに記述）

3）引用，参考文献の記載の必要性

　他人の考えが書かれたもの, 他人が調べたものを自分で考えたものとして発表することは剽窃, 著作権の侵害（犯罪行為）になる。自分の言葉と他人の言葉を区別するためにも引用, 参考文献を記載する。先に述べたように読者, 視聴者も確認できるよう正確な文献情報を記載し, 提示した情報の信頼性が高いことを示すためにも必要である。

④ 根拠，論拠をもとに主張，結論を導く。

　説得力のあるプレゼンテーションとは以下の3要素が必要

①客観性の高い証拠, 論拠（エビデンス）

②他の人も理解できる妥当な理由

③上記①, ②から明確な意見, 考え, 主張を導いている。（論理構成）

　つまり, 自分の個人的な体験, 感想, 思い込みでは, 説得力が弱い

　さらに論理が伝わる話し方がなされていることである。

⑤ 資料を作成する。

①プレゼンテーションの補助資料の目的

　プレゼンテーションには, ポスター, パワーポイント, レジュメなどいくつかの補助的資材を用いる場合も多い。パワーポイントで資料を作成し, ポスターとして使用することもある。ここではパワーポイントで作成したスライドを投影してプレゼンテーションを行うことを想定し, 記載することとする。

②理解を助け，発表を印象付けるための視覚資料のポイント

　パワーポイントなどの視覚資料は，内容の理解を高め，記憶にとどめる効果もある。

　画像や動画，音声を取り込むこともでき，修正や変更が容易にできるなどのメリットがある。

　グラフや図を盛り込むことで，流れや関係を明示でき，内容をイメージでとらえることを可能にする。一方で細かい文字は読みにくい，メモを取りにくいなどのデメリットもある。

視覚資料作成の留意点として

１）スライド１枚で１項目を説明すること（情報の絞り込み）

２）複数スライドにまたがらないようなタイトルをつけること

３）複数スライドになるときは番号をつけること

４）説明に効果的な図表を使用し，図の大きさや配置を工夫すること

５）文字の太さ，色を変えることで 伝えたいことを強調すること

６）体言止めの場合は，句読点を用いないこと

７）ですます調（敬体文）でなく，である調（常体文）で書くことなどがあげられる。

８）遠くからでもよく見える書体，ポイントの文字を使用すること

⑥　構成を再検討する。

　資料を作成し，文章化することでどの程度の時間がかかるかがわかり，話す内容を絞り込んだり，増やしたりという調整が可能になる。

　限られた時間の中で発表するため，情報を厳選する。論旨のつながり，話の流れを考慮し，情報の掲示の順番についても入れ替えを行うなど発表の構成，を再検討する。

⑦　発表練習―どのように話すか，伝わる話し方について考える。

　わかりやすいプレゼンテーションとは，聴き手に伝えたいという気持ちを持つことが大切である。視覚資料作成の部分でも述べたが，聴き手，視覚資料を見る側の立場になって考えてみる必要がある。

話し方のポイント

１）聞きとりやすい声，スピードで明確に話す。

２）自信，熱意をもって話す。

３）わかりやすい言葉を使う。

４）相手の立場を理解し，表現を工夫する。専門知識をどの程度持っている聴き手かどうかを考慮することも大切である。

５）センテンス（一文）を理解できる長さにする。

６）与えられた時間を有効に使い，制限時間を守る。

７）原稿を読まずに聴き手に視線を向けて話す。

8 プレゼンテーションの聴き方，質問の仕方

　プレゼンテーションは双方向のコミュニケーションである。どのようにプレゼンテーションを聴き，質問すればよいかについて考えてみよう。

　質問は，発表者のみならず，他の視聴者の理解を深める役割もある。また，発表者の発表に興味，関心があることを示すという意味も持つ。プレゼンテーションを聴きながら要点をメモし，疑問に思った点や関心を持った事項について質問，コメントを行う。

質問の仕方
1）所属，氏名を名乗る。
2）発表に対する礼を述べる。
3）疑問に思ったこと，興味を持ったことについて質問する。
4）答えてもらったことに対する礼を述べる。

　質問することによって新しい着想が生まれたり，知人を増やすことにつながったりすることも多い。質問は，相手に対する敬意を示すことでもある。積極的に質問をすることはプレゼンテーションに限ったことではない。講義の中で疑問に思ったこと，わからない点についてもそのままにせず，質問をし，疑問点を解決しよう。

【演習例】
　医療福祉介護の現場で社会的に問題となっているテーマや賛否が分かれているテーマについて文献・資料調査を行い，自分なりの主張，結論を導き出そう。

①対象とする視聴者
　主に学科学部横断型授業を受講している学生，講義担当教員　他に学内外の教育関係者
②使用メディア
　パワーポイントスライド
③発表形態
　個別またはグループでクラスに向けて発表
　手順や発表構成，組み立てやスライドの作成方法，発表の注意点は前述したとおりに行う。

プレゼンテーションの方法には，最初に結論から話す方法と最後に結論を話す方法がある。どちらにも利点があるので，使い分けることも大切である。

スライドサンプル
以下のサンプルスライドとそれに対するコメントを示す。

サンプルPPT

学校給食の必要性

学生番号　　HP10000
氏名　　鈴鹿　太郎
（hp10000@st.suzuka-u.ac.jp）

17

背景

- 多くの公立小学校、中学校では、給食が導入されている。

- 給食には、肯定的意見もあるが、否定的な意見もある。

- 果たして、学校給食は、必要なのか否か、メリット、デメリットについて考え、考察したい。

18

食育と学校給食

学校給食の食育としての役割

1. 食べ物を大切にする感謝の心
2. 好き嫌いをせずに、バランスよく食べることの意味
3. 食事のマナーなどの社会性を身に着ける
4. 食事の内容と心身の健康への影響を考える
5. 安全性や品質など食品を選択する能力の向上
6. 地域の産物や歴史など食文化の理解

（出典）文部科学省 "食育って何?"
http://www.mext.go.jp/syokuiku/what/index.html
を参考に作成。(2019年9月7日閲覧)

学校給食のメリットの
「食育の役割」を
箇条書きで提示

19

学校給食に対する
保護者のニーズ

保護者の70%以上は中学校でも給食を望んでいる

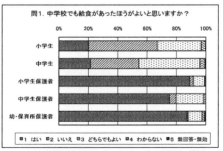

（出典）摂津市教育委員会 "平成 24 年 10 月 中学校給食に関するアンケート結果報告"
https://www.city.settsu.osaka.jp/material/files/group/71/25853357.pdf
（2019年9月7日閲覧）

メリットを客観的な
データを用いて提示

給食と栄養格差

給食によって栄養摂取の格差を縮小できる可能性

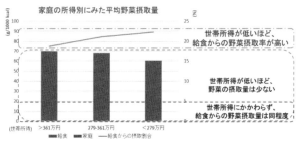

（出典）Mai Yamaguchi et.al., Universal school lunch programme closes a socioeconomic gap in fruit and
vegetable intakes among school children in Japan, *European Journal of Public Health*, Volume 28,
Issue 4, 2018, pp.636–641 を元に作成

メリットを客観的な
データを用いて提示

給食費の未納

学校給食費の徴収状況

	小学校	中学校
未納者割合	0.8%	0.9%
未納額割合	0.4%	0.5%

学校給食費の未納者への
対応は、自治体や学校の
教職員にとって負担となっ
ている。

問題点の論拠を表
で提示

（出典）文部科学省"学校給食費の徴収状況に関す
る調査の結果について"
http://www.mext.go.jp/b_menu/houdou/30/07/1407
551.htmより作成。（2019年9月7日閲覧）

給食とアレルギー

小中学校の児童・生徒のなかには、
食物に対するアレルギーをもつ者もいる

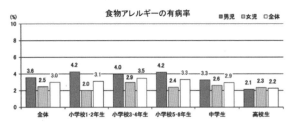

(出典)日本学校保健会"平成28〜29年度 児童生徒の健康状態サーベイランス事業報告書"
https://www.gakkohoken.jp/books/archives/208 (2019年9月7日閲覧)

23

結論

・ 学校給食は、以下の理由から必要であると考える。

1. 子どもの食育に役立つ
2. 保護者のニーズが高い
3. 子どもの栄養格差を縮小できる可能性がある

・ 今後、解決すべき課題

1. アレルギーへの対応
2. 給食費徴収の在り方・自治体の財政問題

24

参考文献

・ 高橋美保、歴史的変遷からみた「給食」の教育的な役割、白鷗大学教育学部論集 2017, 11(1), pp.105–132
・ 農林水産省 「食事バランスガイド」について"
http://www.maff.go.jp/j/balance_guide/ (2019年9月7日閲覧)
・ 摂津市教育委員会 平成24年10月 中学校給食に関するアンケート結果報告
https://www.city.settsu.osaka.jp/material/files/group/71/25853357.pdf (2019年9月7日閲覧)
・ 文部科学省 "食育って何？"
http://www.mext.go.jp/syokuiku/what/index.html (2019年9月7日閲覧)
・ 文部科学省 "学校給食費の徴収状況に関する調査の結果について"
http://www.mext.go.jp/b_menu/houdou/30/07/1407551.htm (2019年9月7日閲覧)
・ 日本学校保健会 "平成28〜29年度 児童生徒の健康状態サーベイランス事業報告書"
https://www.gakkohoken.jp/books/archives/208 (2019年9月7日閲覧)
・ Mai Yamaguchi et.al., Universal school lunch programme closes a socioeconomic gap in fruit and vegetable intakes among school children in Japan, European Journal of Public Health, Volume 28, Issue 4, August 2018, pp.636–641
https://academic.oup.com/eurpub/article/28/4/636/4953779

25

問題点の論拠を
データで提示

物事にはメリットと
デメリットが必ず存在
する。その両方を提示
した上で主張すること
で説得力が増す

授業の振り返り

　1．プレゼンテーションでの自分の取り組みや態度についてチェックしてみよう。

視覚資料について
　　□視聴者の立場に立ってフォントサイズに注意して，スライドを作成した。
　　□要点を絞り，1枚のスライドに示す情報量を限定した。
　　□誤字，脱字がないか十分に確認した。
　　□文字で情報を示すのではなく，グラフ，図を用い，視覚的に理解できるよう工夫した。
　　□資料の出典を明記した。

構成，論理性について
　　□主張を明確に示すことができた。
　　□主張となる根拠（論拠）について情報を吟味し，調べることができた。
　　□序論，本論，結論の意味について理解することができた。
　　□独りよがりな議論ではなく，十分な理由付け，根拠を示すことができた。

話し方について
　　□相手（視聴者）に視線を向けて話すことができた。
　　□適切な声のトーン，話すスピード，声の大きさで話すことができた。
　　□与えられた時間を有効に活用し，時間内に発表を終えることができた。

　2．授業で学んだことを振り返り，今後どのように生かしていくか考えてみよう。

参考文献，資料

1）市古みどり，上岡真紀子，保坂睦，『アカデミックスキルズ，資料検索入門』慶応大学出版会，2014
2）松本茂，河野哲也，『「読む・書く・プレゼン・ディベート」の方法』玉川大学出版部，2013
3）関明浩，『コミュニケーション力，コミュニケーション＆プレゼンの基礎』SCC出版局，2017
4）菊田千春，北林利治，『論理的に書き，プレゼンする方法』，東洋経済新報社，2006
5）平林純，『論理的にプレゼンする技術：聴き手の記憶に残る話し方の極意』サイエンス・アイ新書，2009
6）独立行政法人日本学生支援機構，『実践 研究計画作成法　情報収集からプレゼンテーションまで』，凡人社，2009
7）宮野公樹，『学生・研究者のための使える！PowerPointスライドデザイン　伝わるプレゼン1つの原理と3つの技術』，化学同人，2009
8）Robert M. Lewis『科学者・技術者のための英語プレゼンテーション国際的に通用する英語表現と発表技術―』，東京科学同人，2013

9）ロバート・R・H. アンホルト，鈴木炎訳，『理系のための口頭発表術-聴衆を魅了する20の原則』，講談社，2008

10）吉原恵子，間渕泰尚，冨江英俊，小針誠，『スタディスキルズ・トレーニング 改訂版：大学で学ぶための25のスキル』，実教出版，2017

11）科学技術振興機構，参考文献の役割と書き方，2011年，https://jipsti.jst.go.jp/sist/pdf/SIST_booklet2011.pdf，2019年11月25日閲覧

（福田　八寿絵・河尻　純平・林　　雅彦・小澤　淑子）

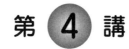

施設実習体験

　「医療人底力実践」の目標は，医療の現場で必要とされる「前に踏み出す力」，「感じ取る力」，「考え抜く力」，「コミュニケーション力」の4つの力を身につけることである。各々の力を効率よく身につけるために，「マナー」，「コミュニケーションの基礎Ⅰ」，「コミュニケーションⅡ」，「災害と避難所HUG」「認知症サポート　ハンディのある人との接し方と認知症」，「介護・介助技術」，「救命救急」などのプログラムをこれまで実施してきた。

　この「施設実習体験」の位置づけは，これまでに実施したプログラムで学習した4つの力を施設（特別養護老人ホーム）というフィールドで実践し，現時点での達成度合いを測り，今後より強靭な4つの力を育むための総合的なプログラムである。座学とは違い実践の場で緊張や戸惑いはあると思うが，ぜひ積極的に行動していただきたい。

行動目標
①高齢者介護，支援に必要な考え方，視点を身に付けることができる。
②ボランティア活動，施設実習を行う上でのマナーや礼儀，挨拶などの基本を導入学習として身に付けることができる。
③施設利用者と望ましい人間関係を持つことができる。

1　施設実習体験の目的

　学生が，ボランティア等ではじめて学外施設に行った際に，学外施設側より苦情をいただくことがある。苦情の内容は，挨拶・礼儀等のマナーに関することがほとんどである。一方，学生からは，はじめての経験でコミュニケーションの取り方が難しかった等の感想を聞く。そこで，本体験は上記2点の問題に対し，導入学習として実施する。

2　施設実習体験の一般目標と行動目標

　施設実習体験の一般目標と行動目標は，以下のとおりである。
1）常識的態度や責任のある行動を身に付ける。
　1-1　時間や約束を守る。
　1-2　その場にふさわしい服装や身なりを整える。
　1-3　礼儀正しい行動をとる。
　1-4　公私を区別する。

1-5　守秘義務を果たす。
2）入所者と望ましい人間関係を持つ。
　　2-1　入所者の桜の森白子ホームでの生活を聞く。
　　2-2　入所者の過去の生活（入所前）を聞く。
　　2-3　入所者の桜の森白子ホームでの生活を理解する。
　　2-4　入所者の介護状況を理解する。
　　2-5　入所者の桜の森白子ホームでの生活を説明する。
　　2-6　入所者の介護状況を説明する。
3）意欲的に取り組む姿勢（探求心・創造性）を持つ。
　　3-1　疑問点を列挙する。
　　3-2　必要に応じて文献や資料を収集する。
　　3-3　集めた文献や資料を理解する。
　　3-4　自分の意見を述べる。
4）記録すべき必要な事項を選択し，記録する。
　　4-1　記録すべき必要な事項を選択する。
　　4-2　選択した必要な事項を記録する。
　　4-3　個人情報保護に留意して記録する。
5）報告すべき事項を選択し，報告する。
　　5-1　報告すべき必要な事項を選択する。
　　5-2　選択した必要な事項を報告する。
　　5-3　適切な表現で報告する。

③　施設実習体験の心得

　本体験での心得は，以下のとおりである。
1）体験施設での学生の受け入れは，施設および入所者とご家族のご厚意により行われていることを忘れてはならない。
2）体験時間やその他の規則は，大学の規則や指示に従うこと。
3）欠席・遅刻する際には，必ず医療人底力教育センターに連絡すること。
4）実習中はすべて引率教職員ならびに施設職員の指示に従うこと。
5）社会的に一人前でない学生という立場を十分にわきまえ，未熟な私見に基づいた批判や反抗的態度は厳に慎むこと。
6）髪・髭・爪・化粧・服装などの身だしなみは，他人に不快感を与えることがあってはならない。その基準は，引率教職員の指示に従い，施設に迷惑をかけてはならない。
7）言葉遣い・態度・行動は，他人に不快感を与えることがあってはならない。
8）メモ帳には利用者を特定できる情報（個人名等）は，記載しない。
9）守秘義務を十分に理解し，体験期間中に知り得た入所者の情報については，一切他言しない。
10）入所者に対しては，誠意と尊厳の念をもち，横柄な態度や言葉遣いは厳に慎むと同時に，学生と

して適切で寛容な態度で接すること。

11）入所者の安全性の確保には，十分に配慮し，万一事故が発生した場合には，直ちに引率教職員もしくは施設職員に報告し，指示を仰ぐこと。

12）引率教職員や施設職員から許可あるいは指示されたこと以外のことは行わないこと。

④ 学生事前準備と課題

1）事前に，医療人底力教育センターより「施設実習体験」に関する「誓約書」（図1），「事前学習シート」（図2）および身だしなみについて注意点等の連絡があるのでそれに従うこと。

2）体験当日に大学に提出するのものとして「誓約書」および「事前学習シート」を記入して持参すること。忘れた場合には，当日体験ができないこともありうる。また，当日，体温が37.5度以上および体調不良がある場合も体験日を延期することがありうる。

施 設 実 習 誓 約 書

令和　　年　　月　　日

学校法人鈴鹿医療科学大学
医療人底力教育センター長　様

住　所

学生番号

氏　名(自署)

私は、施設実習を行うにあたり、下記の点を誓約します。

1　私は、指定日時に桜の森白子ホームで施設実習を実施するにあたり、学生として実習施設職員及び本学教職員の指示に従います。

2　私は、実習上知り得た個人の秘密に関する事項については、実習期間中及び終了後も守秘義務を守ります。

3　私は、重大なルール違反、利用者への加害行為・人権侵害行為、心身の不調、守秘義務違反及び信用失墜行為、実習施設職員及び本学教職員の指示・指導に反する行為などにより、本学教職員から実習継続が困難と判断される事態になった時はその指示に従います。また、その指示に従わないと判断された場合には実習を中止することに同意します。

4　私は、　　月　　日現在、健康上の自覚症状などはありません。
　　本日の体温は　　　℃（　　　時測定）でした（当日の朝以降に必ず測定すること）

図1　誓約書

図2　事前学習シート

3）体験施設には,「メモ帳」,「筆記用具」,「上履き（下履きを入れる袋も持参すること)」,「学生証（名札のかわり)」を持参すること. 当日忘れた場合には,「施設体験」ができないこともありうる.

4）体験当日の身だしなみは, 以下のとおりである.

　4-1　パンツ（ズボン）は綿パン（スラックス）；ジーンズ（デニム柄も含む）を除いた長ズボン

　4-2　上着は襟付きシャツ（ポロシャツやワイシャツ）：寒い場合はカーディガンなどを羽織っても良い

　4-3　全身を通して華美では無いこと

　4-4　ナチュラルメーク

　4-5　マニキュア, ネイル, アクセサリー（指輪, ピアス等）禁止

5）体験終了1週間後に大学に提出するものは,「事後学習シート」（図3）である.「事後学習シート」は, 体験当日に配布する.

事後学習シート

　　　　　クラス　　　　チーム　　　　学生番号　　　　　　　氏名

1.　　実際に利用者様との関わり合いにおいて事前学習で考えたことは，実践できましたか？実践できた場合
　　には，実際の場面で配慮した点を記載ください．実践できなかった場合には，その理由と改善方法を記載く
　　ださい．

2.　　実際の桜の森白子ホームでの利用者様の生活はどうでしたか．事前学習で想像した生活と比較して異な
　　る点を中心に記載ください．特に起床，就寝，日中の活動，レクリエーション，コミュニケーション能力等
　　を具体的に記載ください．

3.　　実際の桜の森白子ホームでの利用者様の介護・介助状況はどうでしたか．事前学習で想像した介護・介助
　　状況と比較して異なる点を中心に記載ください．特に食事・トイレ・整容・更衣・入浴・移動（歩行の状態
　　等）・コミュニケーション能力を具体的に記載ください．

4.　　本実習での経験を踏まえて，桜の森白子ホームの利用者様に学生自身ができるボランティア活動（介助・
　　介護・イベント等）を提案ください．

図3　事後学習シート

⑤　特別養護老人ホームとは

　特別養護老人ホーム（介護老人福祉施設）とは，何らかの原因（運動障害や認知症等による精神障害）により，つねに介護を必要とし，ご自宅での生活が困難な高齢者に対して，生活全般の介護支援を提供する施設である．略して「特養」ともいう．また，特別養護老人ホームは，公的な施設も多く，比較的費用が安価なのも特徴である．また，入所者にとっては終の棲家となりえる場所であり，看取りの対応も可能である．

　特別養護老人ホームでは，入浴，排泄，移動，食事などの日常生活動作（ADL；Activities of Daily Living）の介護，その他の生活関連動作（APDL；Activities Parallel to Daily Living）の世話，維持的リハビリテーション（機能訓練），健康管理や療養上の世話を実施する．

　施設形態には，「多床室」「従来型個室」「ユニット型個室的多床室」「ユニット型個室」がある．従来型は，4人部屋が一般的であり一部2人部屋や個室がある．ユニット型は，全室個室となり，10人

ほどのグループに分けられ，介護支援を提供される。

　特別養護老人ホームでは，入所して利用できるサービスに加えて，一時的に入所して，その間に普段要介護者の介護をしている家族等が休みを取ることができる短期入所療養介護（ショートステイ）や日帰りで利用する通所介護（デイサービス）といった介護保険の給付対象となるサービスも併設されていることが多いのも特徴の一つである。

　2015年４月より特別養護老人ホームの入所基準が変わり，原則として要介護３以上の認定者が対象となる。ただし，特例として要介護１または２の方でも，入居が認められることがある。

⑥　桜の森白子ホームの概要（図４）

　桜の白子ホームの建物は，３階建てである。１階は，事務所，地域交流室，デイサービス，ショートステイ，厨房室棟からなる。２階および３階は，特別養護老人ホームとなり，それぞれの階は４つ

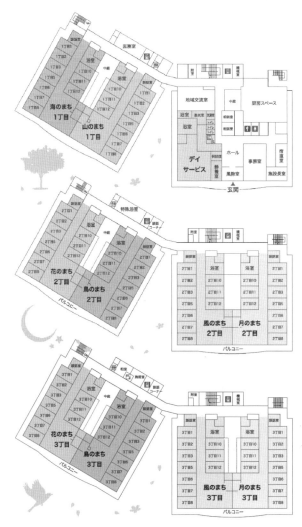

図４　桜の森白子ホームの構造

のユニット，計 8 ユニットからなる。各ユニットは，10名からなり，総定員は80名である。各フロアのユニットには，まちの名前がつけられ（花のまち，鳥のまち，風のまち，月のまち），それぞれのまちは特色のある空間とするため入り口や柱の色，ドアの模様などテーマカラーを設定している。これは，入所者が自分の住まいとなる居室を覚えやすく，愛着を持って過ごしていただけるよう配慮されている。

⑦ 評価項目

　本体験での評価項目は，以下のとおりである。

1）事前学習シート
2）服装・身だしなみ（髪，爪，化粧等）
3）上履き
4）名札
5）言葉遣い礼儀（挨拶等）
6）実習に取り組む姿勢
7）事後学習シート

⑧ 本体験の流れおよび体験内容

1）体験の流れ
　　1-1　教員より本体験に当たり諸注意等のオリエンテーションおよび提出物の回収（各教室）
　　1-2　桜の森白子ホームへ移動
　　1-3　職員より桜の森白子ホームのオリエンテーション（地域交流室）
　　1-4　各チームがそれぞれのユニットへ移動（各ユニット）
　　1-5　職員より振り返り（地域交流室）
　　1-6　大学へ移動
　　1-7　教員より振り返りおよび「事後報告シート」の配布と説明（各教室）
　　1-8　終了

2）体験の内容
　本体験の一番の目的は，入所者とコミュニケーションをとることである。具体的な内容は，各チームが 2 階，3 階の各ユニットにて入所者とコミュニケーションを図る時間となる。入所者は，何らかの要因で入所しており，運動障害により車椅子で生活を余儀なくされている場合や，認知症にてご自宅での介護が困難なため入所されていることもある。このように入所者は，それぞれいろいろな背景を有している。この体験は，人生の先輩方にいろいろなことを教えていただくよい機会であるので積極的に行動し，コミュニケーションを図ることが必要である。
　積極的に行動することで，学生自身が「気づき」を得られるはずである。「気づき」を得られればこの体験は，非常に意義のあるものとなる。その「気づき」を今後の学習，キャリアプランに生かす

ことが重要である。

⑨ 標準予防策（standard precautions）

1）標準予防策

　標準予防策とは，感染症の有無に関わらずすべての患者に適用する予防策である。感染対策の基本として，すべての血液，体液，分泌物（喀痰等），嘔吐物，排泄物，創傷皮膚，粘膜等は感染源となり，感染する危険性があるものとして取り扱うという考え方である。

　標準予防策の具体的な方法は，血液，体液，排泄物等に触れるとき，および感染性廃棄物は手袋を着用する。血液，体液，排泄物等が飛び散る可能性があるときは，手袋・マスク・エプロン・ゴーグルの着用をする。

2）正しい手指消毒（図5）

　手洗いの方法は，通常は「エタノール含有消毒液による手指消毒」を行う。目に見える汚れがついている場合は，「液体石けんと流水による手洗い」を行う。手洗いのタイミングは，入所者に触れる前後，ケアの前後，入所者の周囲の環境や物品に触れた後等に行うこと。

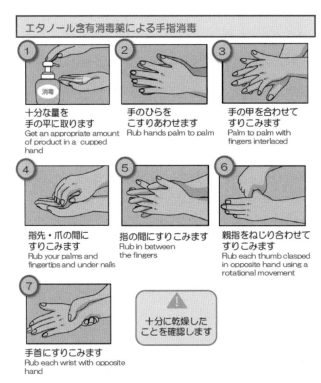

図5　エタノール含有消毒液による手指消毒

3）マスクの着用（図6）

　マスクの着用は，鼻からあごまでを確実に覆い，隙間がないように装着する。同じマスクは何度も使いまわしせずに，取り替えること。

マスクの着用
マスクは、鼻からあごまでを確実に覆い、隙間がないようにつけます。同じマスクを何度も使いまわしはせず、取り替えましょう。

図6　マスクの着用

参考文献

1 ）https://www.mhlw.go.jp/file/05-Shingikai-12601000-Seisakutoukatsukan-Sanjikanshitsu_Shakaihoshoutantou/0000171814.pdf

2 ）高齢者介護施設における感染対策マニュアル改訂版（2019年 3 月）；https://www.mhlw.go.jp/content/000501120.pdf#search=%27%E 6 %A 8 %99%E 6 %BA%96%E 4 %BA%88%E 9 %98%B 2 %E 7 %AD%96+%E 5 % 8 E% 9 A%E 7 %94% 9 F%E 5 % 8 A%B 4 %E 5 %83% 8 D%E 7 % 9 C%81%27

（齋藤　恒一・中西左登志）

第 5 講

鈴鹿医療科学大学のボランティア

　平成20年8月より，鈴鹿医療科学大学はボランティア活動を積極的に進めていくため，ボランテイアセンターを立ち上げ，活動を始めた。現在はボランティアセンター長，ボランテイア運営委員会委員（各学科からの教員），学生課が中心となりボランティア活動をサポートしている。年に数度ボランティア運営委員会を開催し，様々な機関から寄せられるボランティア情報を取りまとめ，活動内容を確認し，学生にとって適切であると考えた情報提供を行い，ボランティア活動へと繋げている。大学系列「特別養護老人ホーム　桜の森白子ホーム」「桜の森病院」でのボランティア活動も積極的に行っている。施設内における年間行事・社会貢献活動への継続的な参加をしていくことで大学と施設との連携を図り，鈴鹿医療科学大学のオリジナリティを築き上げている。又学生にボランティアの企画・実施をサポートする役割も担っていただき，学内外問わず，自分たちができるボランティアについて学生が自ら話し合い実行していくことで，活動の幅をさらに広げ，将来自分で考え行動できる医療人としての準備をする。

　「volunteer」という英語は本来「奉仕活動」「善意」を意味するのではなく，ボランティアの語源ラテン語「volo」の意味から「自ら進んで行う」で「自主性」「主体性」を培う活動とされている。鈴鹿医療科学大学の目指す具体的な人物像に「企画力，判断力，実行力などの実践的な問題解決能力を身につけて社会に貢献することに意欲を持つ人」がある。学生は将来「医療福祉の現場」で働くことになり，色々な現場で「自ら進んで行う」精神が大切になる。

　学生から「大学で学んだことを活かす機会がほしい」「学生のうちから社会経験を積んでおきたい」「人の役に立てる活動をしたい」という声が聞かれる。そんなとき，ボランティア活動がひとつのきっかけになると考えられる。

鈴鹿医療科学大学ボランティアセンター：千代崎キャンパス　学生課　研究厚生棟2階（2201）

行動目標
①ボランティア体験を通じ，社会とのかかわりについて理解することができる。
②医療の担い手として社会のニーズを考えることができる。

ボランティア活動における一般的な注意事項

1．服装
- 金髪など強く脱色した髪色の場合は元の髪色にして，長い髪はまとめる。
- ペンダント，指輪，ピアス等のアクセサリーは外す。
- 多少汚れてもよい動きやすい清潔感のある服装をこころがける。
- 相手の肌を傷つけないように爪は短く切りそろえ，マニュキアはつけない。
- 上履きはスリッパではなく運動靴（体育館シューズのような靴）を持参する。新たに購入しなくても洗濯したシューズなら使用できる。

2．ケガ
- 利用者さんにケガをさせないように十分に注意する。

3．感染に関する注意
- 基本的に感染症に弱い方が入居していらっしゃるという意識をしっかりもつ。
- 施設側の指示に従い，手洗い，マスクなど感染予防に注意する。
- 発熱がなくても体調が優れない時は，絶対にボランティアに参加しない（風邪などの初期は咳，鼻水などの軽い症状しか現れないので注意が必要）。

4．食べ物
- 自分が持参した菓子や飲み物などは絶対に利用者さんにあげない（食中毒などの予防のため）。

5．欠席，遅刻
- 欠席，遅刻の場合は，ボランティア先に電話をして理由を話し丁寧に対応すること。
- 自分の予定（アルバイト，遊び，活動など）で急にキャンセルすることがないように注意する。

6．倫理的配慮
- ボランティア中に知りえた個人情報や家庭の事情などプライバシーにかかわることは絶対に他の人に話してはならない。
- 許可なく写真撮影などしてはならない。

7．関わり方
- 医療・福祉系の大学生ということで，利用者さんやご家族から相談されることがあるかもしれないが，中途半端な知識でアドバイスをしようとしないこと。まだ十分に学んでいない段階なのでご回答できないことを正直に伝えること。
- 大切なのは，利用者さんやご家族の話にしっかりと耳を傾けることである。
- 関わり方について迷うこと，困ったことがあったら，自分だけで判断して行動せず，必ず施設の職員か教員に相談すること。

高齢者の方と接するときの注意点

・身体的な衰えにより，動作や反応が遅いので相手の<u>ゆっくりとしたペース</u>に合わせる

・わかりやすい言葉では<u>はっきり，ゆっくり話す</u>

・<u>目の高さを合わせ</u>、あいづちを打ちながら話を聞く

・<u>丁寧な言葉づかい</u>

・<u>名前で呼んで接する</u>

> 名前は車いすや靴に書かれていることが多いが、分からないときは自分の名前を名乗り、直接本人に聞くか職員にたずねること

認知症の方と接するときの注意点

認知症の方の気持ち・感情の動き

・自分が誰かわからなくなくなること，記憶が失われていくことにとても「<u>不安</u>」を感じている

・介護する側が強い口調で話すと，相手の感情に反応しさらに興奮するので，<u>穏やかに、柔らかな表情で接する</u>

認知症の方への接し方

・脳の障害によって、表現の仕方や行動にズレが生じる．<u>否定せずに「受け入れる」</u>ことが大切

認知症の方への対応例

● 同じことを何度も聞く

記憶力の低下

「ご飯まだ食べてない」

「さっき食べたでしょ」と否定しない

【対応例】

「あと●時間でご飯ですよ.
　もうちょっと待ってて下さいね」
「まだ時間あるからお茶でも
　飲みますか」等

否定をすると「なんで私だけご飯を食べさせてくれないのか，いじめを受けている」というNegativeな感情が残ってしまう

車椅子の使い方

車いす介助の注意点

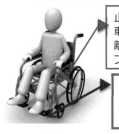

> 止まる時や車いすから離れる時は必ずブレーキをかける

> フットレストをおろして足を載せる

坂道の移動

上り坂や緩やかな坂道は進行方向のままでよいが，<u>急な下り坂は後ろ向きで下る</u>

【急な下り坂】

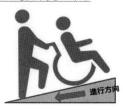

進行方向

段差での移動

【上り】

(1)前向きに進み，段に対して直角に止まる
(2)声かけをして，ティッピングレバーを踏み，ハンドルを下に押し下げて、前輪を上げる
(3)そのまま前進し、前輪を段差の上にゆっくりと下ろす
(4)後輪を段差にしっかりとつけ、車いすを押しあげる

【下り】

(1)声かけをして，後向きになって後輪を下ろす
　※段差は必ず後ろ向きで降りる
(2)ティッピングレバーを踏み込み前輪を持ち上げ，前輪を上げた状態で、ゆっくり後ろに下がる
(3)足が段差にぶつからない事を確認し，ゆっくりと前輪を下ろす

（高木　久代）

第2部
多職種連携・チーム医療実践

第1章

第 **1** 講

多職種連携教育の全体像

1) チーム医療・多職種連携について

　疾患の多様化，医療の複雑化に伴い，医療の概念も変化しつつある。医療と福祉に関わる多くの職種は，その専門性を高めて医療・ケアに当たってきたが，多様なニーズに応えるためには，多職種の知識や技術を共有し，保険・医療・福祉が連携共同して包括的に実践することが必要になってきている。そのために，あらゆる職種が対等の立場で，患者の人生をも含めたQOLの維持・管理のあり方を検討する体制を構築する必要がある。

　この考え方は欧米から導入され，わが国でも広く取り組みが行われている。わが国では超高齢化社会となり医療は大きく姿を変えつつある。わが国にはわが国固有の社会状況や医療事情あって，欧米の形そのまま導入してもうまくいかないことが多い。わが国の医療の実情にあった多職種連携の形が模索され，わが国固有の多職種連携の体制が確立されつつある。

　従来型のチーム医療は，医療機関の中で，患者の状況に合わせてチームを編成し，治療やケアに当たるというものであった。これからは，これに加えて，地域や行政をも巻き込んだ在宅医療を含む地域包括ケアシステムの中で，多くの医療関係者が連携し力を合わせて，一人一人の患者にとって最善の医療，安全安心の医療とケアを提供することが求められている。

　医療福祉の現場での多職種連携の重要性が高まる中で，教育現場である医療系大学での技能の教育が課題となってきた。しかし，これをいかに学生に教えるかは，さらに未経験で，決まった教科書があるわけでもなく，出来上がった教育方法があるわけでもない。各大学は試行錯誤をしながら，各大学の固有のやり方と内容を模索し，先進的な学修プログラムを提案し実施している。

2) 本学における多職種連携教育

　本学でも，3年近い準備の後，2014年から「医療人底力教育」を開始した。その概要はこの教科書の姉妹編である「医療人の基礎知識」，あるいはこの教科書の「序」に解説があるのでそちらを見ていただきたい。本学は医療系総合大学として医学部を除くほとんどすべての医療に関連する専攻（9分野12専攻）があり，各専攻が個々の専門教育をいわば独立した形で行ってきた。しかし，これらのすべての専門を超えて医療人として必要な共通の知識・技能・資質の教育を入学直後の1年生を対象に行うことにした。これが「医療人底力教育」である。

　この中での大きな柱の一つが，チーム医療教育・多職種連携教育であった。その後の経験と実績及び試行錯誤の結果として現在は以下の表に示すような科目を設定して，一部は全学の必修科目，一部は選択科目としてカリキュラムが企画され実施している。実践を伴う科目については，多くの教員の

動員が必要であり，学生の負担も大きくなるため全員の履修は無理である。現在選択科目では1割未満の学生の履修にとどまっているが，今後は少しずつ拡大していく予定である。

表1　鈴鹿医療科学大学多職種連携教育科目

学年	科目区分と科目名	
	多職種連携・チーム医療	慢性疼痛プロジェクト
1	底力実践　必	慢性疼痛で学ぶチーム医療（基礎）　選
2	多職種連携の基礎　必	慢性疼痛で学ぶチーム医療（実践）　選
3	事例で学ぶ多職種連携　選	
4	実践で学ぶ多職種連携　選	

必：全学必修科目，選：選択科目

3）多職種連携教育の目的・目標

　本学の多職種連携教育では，上の表に挙げてあるようないくつかの授業科目を設定しているが，これらの科目で学生が習得してほしい能力や資質，技能は多岐にわたる。それらは各科目の内容や授業形態に応じて目標が設定されている。ここでは，それら全体を通して目標とするところを①から⑤までの5つにまとめた。

　これらの目的・目標については，教員もそれらを意識して授業を構成し実施する必要があるし，学生もそれを自覚しながら学習して身に着けてほしい。一人一人の学生がすべての目標をクリアするのは難しいかもしれない，何か1つでも多く確信をもって達成したと自覚できるものがあるように努力していただきたい。

●　多職種連携の必要性と重要性の理解

　多職種連携の成立の背景や理念，チーム医療や多職種連携が医療現場でなぜ必要かなぜ重要かということは，上ですでに述べている。必要性と重要性の理解が目的の第1である。医療の現場で，また患者やその家族，施設利用者などの現実的具体的なニーズの内容を理解し，それらに応える方法として，チーム医療や多職種の連携が求められているのだということをしっかり理解することである。

　あくまでも人を中心とした総合的なサービスの提供のため，ニーズに応えるという目的達成と問題解決を共通目標としての協働であることを学ぶ。そのことを通して，専門職優位の専門職の自己満足ではない，患者・利用者中心の連携作業であることが理解される。幅広い知識と技術を身に着けそれらを応用し，総合的なサービスの提供者として地域社会に貢献すること，専門領域と他職種に関する理解を深め，関連する職種との連携の在り方，重要性を認識する。これが大事な目標である。

● 問題探索能力と問題解決力及び実践力

　患者や利用者とその家族は，個人的，家庭的，社会的な問題を抱えている。専門職が身を置く医療や福祉の現場では，医学的な問題はもちろん，専門職同士の意見の違いなど多くの問題が発生する。患者や利用者のニーズ，医療や福祉の現場で起こる様々な問題の本質を自ら考え的確にとらえる力が要求される。問題を把握する課題探索能力を培いそのことの重要性を認識することが，第2の目標である。

　更に必要なことは，問題点が整理されたら，その解決策を策定し，実行に移すことである。こうした課題の探索，解決策の策定，そして実行という一連の行為が滞りなく行われて初めて目的が達成されること，自分もその担い手になるのだということ，を学び自覚してほしい。

● 専門職の守備範囲と他職種理解及び医療全体を俯瞰する力

　各専門職種の役割（守備範囲）と責任を明確にするとともに，他領域のことを十分理解して，初めて共同作業（チーム活動）ができることを理解してほしい。自職種の専門的な知識技術の習得はもちろん，幅広い視野で俯瞰する力を養ってこそ専門性が生かされるということを知ってほしいのである。「これはほかの職種のこと」は許されない。チーム医療も多職種連携も，広い視野と深い理解の下で，初めて力が発揮できるのである。学ぶべきことは山ほどある。

　医療機関に入院した高齢者は，やがて回復して退院し自宅療養をするようになり在宅医療の対象となる。高齢化が更に進めば介護が必要となり，福祉施設への入所となる。医療機関＞在宅＞福祉施設といった流れを理解することが重要である。各期を通して一貫して切れ目なくケアサービスを継続して提供するために，患者のケアにおいて急性期，回復期には医療職が，維持期には介護や福祉専門職がかかわることから，両者の連携が必要となった。

　またこうした健康・医療・福祉の現場では常に医療・福祉の制度の上に，専門職が活動していること，患者のケアと社会生活を支えるということでは，医療福祉サービス，保険制度，福祉制度，医療制度　年金制度　介護保険制度　などについてよくわかっていなければならない。これらの制度の下で医療分野と福祉分野の専門職が連携して高齢者サービスが提供されている。

● 対人スキル・コミュニケーション力

　先ず，医療者あるいは福祉関係者が仕事の対象とする人達は，何らかの問題を抱え，その解決を求めている医療・健康・福祉の弱者である。その人達の立場に立ってその求めるところをよく理解し思いやる心が必要である。人々とのコミュニケーションがうまくできないと，患者本位の本当のニーズや要求が把握できないことになりトラブルも生ずる。こうした人々は多様な価値観を持って生活しており，それらを理解し尊重して対応する力，それらを了解し許容し受け入れる度量と包容力が必要である。

　医療者同士の会話コミュニケーションをスムーズにし，相互の壁を作らず，なんでも話せる環境を相互に努力して作らないといけない。それには一般的な連携技法とその実践方法を学ぶとともに，相

互理解と尊重の精神が必要となる。

● 学部在学中に修得することの意義

　次に指摘したいのは，多職種連携に必要な知識・技術・価値観を学生のうちに学び，その基本的技術を身に着けてから現場に出ること，学生のうちから多職種チームで行う医療とケアを体験することの重要性である。授業は多職種連携能力を段階的に習得できるように企画され，学科横断，学科混合チームで行われ，能動的に学習し体験することを目標としている。これは学科別に行われる専門の臨床実習では得られない体験になるであろう。

　医療職の職場はまだまだ医師中心で，医師を頂点としたヒエラルキーが維持されている。いきなりそうした職場に入っても慣れるのがやっとで，それを変えていく力にはならない。そうした関係を修正することで多職種連携のスムーズな効果的な運営ができるようになる。新しい時代の医療の担い手として必要な力は，いろいろな専門を学ぶ学生が，学生のうちから交流しておくことで得られる。一部の科目は，三重大医学部の学生にも参加してもらって実施している。本学にはない医学科の学生との交流は，得ることがたくさんあるはずである。

4）本学の多職種連携教育の構成と配置

　多職種連携・チーム医療教育として6つの科目が開講されている（図1，表1参照）。個々の科目の詳しい内容（科目の概要，目的目標，方法，課題，評価など）については，それぞれ第2章で説明される。ここでは各科目相互の関連性や科目設定の背景などについて述べたい。各科目は個別に企画されたものではなく，一定の関連性をもって配置されており，多職種連携教育の段階的積み上げ教育の意図を理解してほしい。

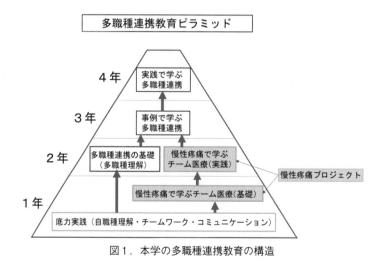

図1．本学の多職種連携教育の構造

● 底力実践Ⅰ（学科プログラム）

1年生全学科必修科目，四半期科目＊注1

　入学直後の4月から5月にかけての学生に対して行う導入教育であるが，自分の入学した学科の専門を認識自覚して，将来の自分のキャリアを見通してもらう一番大事な初期ステップである。医療人としての自覚とモラルをしっかり身に着け，職業人として生きていく自覚を持つ。国家資格や認定資格を取り将来の就職に備える心構えも作る。ひるがえって大学での日々の学習に取り組む意義を感じ取る機会にする。日々の大学生生活へのきちんとした目標とモチベーションを付けることを目的にして設定された授業科目である。

　多くの目的を持った科目ではあるが，多職種連携教育としてはこれが一番の土台（基礎）となる部分である。いわば「自職種理解」につながる。各学科が独自のプログラムを組んで行われており，関連医療機関の見学に始まり，先輩OBのお話や専門先達の講演，それらの方を交えた討論会，ディスカッション，発表会などが企画されている。

（＊注1）90分授業8回の1単位授業である。本学では通常前期・後期の2学期制であるが，この半期を更に2分割して春期・夏期，秋期・冬期のクオーター制をとっている科目がある。

● 多職種連携の基礎

2年生全学必修2単位科目

　チーム医療や多職種連携のメンバーであるために必要なことは，チームを組む他職種に対する深い理解である。他職種をよく理解していて初めて，相互の協働作業である「チーム医療」を円滑に進めることができる。この科目では，医療関連の多くの職種についてそれぞれどのような内容を含みどのような仕事をし，各職種がチーム医療の中でどのような役割を担うかについて，自職種と他職種とのつながり関係を理解し，チーム医療の中で協働する必要性や意義について考える授業が行われる。各分野の学内専門教員がそれぞれの職種を担当して解説する。

　この科目は，1年生の「医療人底力実践（学科プログラム）」（自職種理解）の上に位置し，さらに3年生開講の「事例で学ぶ多職種連携」，4年生開講の「実践で学ぶ多職種連携」で発展させる一連のチーム医療教育の基礎部分である。また同時に1-2年生で並行して行われる慢性疼痛で学ぶチーム医療（基礎）」や「慢性疼痛で学ぶチーム医療（実践）」のベースになる科目でもある。

● 事例で学ぶ多職種連携

　3年生選択2単位科目，学内での3日間の集中授業。多くの学科の学生参加が可能な3月に行われる。

　学科横断の学内各専門の学生とチームを組んで，模擬事例の課題に取り組む。模擬患者さんを交えて模擬カンファレンスを実施し，ケアプランを策定する。その結果をチームごとにまとめ最終日には発表する。実際の医療現場でのチーム医療を演習として机上で再現し，チーム医療の実際を経験する。こうした演習を通して，自職種の役割を理解して各自の専門性を高め，他職種の理解を通して視界を

深める。底力教育科目の「底力実践（学科プログラム）」や「多職種連携の基礎」，および２・３年生の各学科関連科目や実習などで学んで得た知識と技能を活用しながら，多職種によって課題を解決していく過程を学び，多職種連携（チーム医療）の技術やその意義・必要性を習得するとともに，多職種が連携に取り組む姿勢を学ぶ。この授業科目は４年生科目「実戦で学ぶ多職種連携」の前哨戦ともいえる位置づけである。

● 実践で学ぶ多職種連携

　全学科共通の４年次選択科目。医療福祉現場での３日間の集中授業。夏休み中に行われる。

　１年生の「底力実践（学科プログラム）」，２年生の「多職種連携の基礎」，３年生の「事例で学ぶ多職種連携」や「慢性疼痛で学ぶ多職種連携」（基礎）と（実践）の科目など多職種連携・チーム医療教育の総仕上げと位置づけられる科目である。特にこの科目は３年次科目「事例で学ぶ多職種連携」を医療・福祉の現場における実習へと展開し，さらに深化させるものである。学生たちは，複数専門学科で構成したグループ（4－5名）で，実際の医療現場（医療機関や福祉施設，地域包括ケアセンターなど）に赴き，現場医療スタッフの指導を受けながら，実戦でのチーム医療・多職種連携を学ぶ。

　チームにより異なった内容の実習になるが，実際に入院患者を担当して情報収集・課題抽出・ケアプランを検討する，在宅医療現場に同行しケアの実践を体験する，あるいは専門職業務見学や実際のカンファレンス（医療スタッフの会議）に参加する，などなど現場での医療を体験しその実際をまなぶ。最後に全体の報告会が全チーム参加の下で行われ，それぞれの実習内容や学んだことを発表する。実習先のスタッフの講評もいただく。

　現場での実習を通して，各自の専門性を高め多職種連携の視点を獲得しながら，情報を共有し協力して課題に取り組む過程を学ぶ。多職種連携（チーム医療）の意識や必要性，連携方法等の技術を習得する。

● 慢性疼痛で学ぶチーム医療（基礎）

１年生，２単位選択科目　本学と三重大医学部とテレビで結ぶ合同授業

　この科目は，本学と三重大学医学部が共同して計画実施している「痛みの医療に関わる医療者養成のためのプログラム」（文部科学省課題解決型高度医領人材育成事業事業）に基づいて設定された科目の基礎編で，慢性疼痛を事例としてチーム医療を学ぶ科目である。

　高齢者をはじめ若年者に至るまで，慢性疼痛を訴える患者は非常に多い。授業ではまず，痛みとは何か，痛みの発生機構（メカニズム）など痛みの科学について学ぶ。痛みは身体的原因の出す警告信号でもあるが，身体の原因が除かれても慢性的に痛みが残るといった，身心両面に絡む症状である。従って慢性疼痛への対処には，様々な職種によるチーム医療が有効になるケースが多い。

　授業では，三重大学医学部と本学の関連する職種の専門教員が交互に授業を担当し，両大学の教室をテレビシステムで結び，双方の講義を同時に双方の学生が受講する遠隔授業である。各専門分野と慢性疼痛への関わり方，対処の仕方を学ぶ。この科目での応用編として「慢性疼痛で学ぶチーム医療（実践）」（２年生科目）が設定されており，この（基礎）を履修した学生が履修することが推奨され

ている。

● 慢性疼痛で学ぶチーム医療（実践）

　2年生選択科目　ワークショップ型の集中授業（夏休み3日間）　三重大学医学部医学科・看護学科と本学各学科学生とが合同で実施。

　「底力実践（学科プログラム）」（1年生の必修科目・自職種理解）や並行して行われる「チーム医療の基礎」（2年生必修科目・多職種理解）をベースとしている。「慢性疼痛で学ぶチーム医療（基礎）」（1年生の選択科目）の応用編としての科目であり，この（1年生基礎）を履修していることが望ましい。痛み医療に関わるメディカル・スタッフ養成のための「慢性疼痛医療者養成プログラム」（文科省）に基づき，三重大学と本学の様々な職種の教員が集まり，授業内容が企画された。痛みを訴え治療の難しい患者に対して，チーム医療をどのように展開するかという課題に両大学の学生がチームを編成して共同で取り組むワークショップ型の集中授業である。

　この授業では，チーム活動自体の在り方，運営の仕方，体感型アクティビティやグループ・ディスカッションを通じて，「チームとは何か？」を考え，チームがどうすればうまく機能するかを学ぶ。チーム医療・多職種連携のベースとなる基本的手法である。慢性疼痛では様々な職種が関ることで効果的な治療ができるケースが多い。医学，看護学，理学療法学，栄養学，東洋医学（鍼灸），医療福祉などの専門がどう対処するかといった理念や手法などについて講義を交え最新の治療方策が学べるようになっている。

　最終日には，慢性疼痛患者の模擬事例にチームで取り組み，支援策の提案を行う。心理的・社会的困難を伴うやや複雑な課題について，グループ討議に加え，状況・情報の聞き取り，ロールプレイを行い，臨床現場の実際を体感できる機会となっている。こうした体験型ワークショップを通じて，チームの協働とそのことの意味を学ぶことができる。

（鎮西　康雄）

第 1 講

医療人底力実践（学科プログラム）

1 授業概要

　この科目は 1 年次入学早期に行われる学科プログラムで，各学科の独自の企画で実施される。この
プログラムを通して，今後医療・福祉を学んでいく者として自らが目指す職業内容やその専門性を理
解し，医療職が人の命に直接かかわる大事な分野であることを自覚する。また，医療福祉を取り巻く
状況を身近に感じ，自職種による責任の範囲や他の専門職種との連携（多職種連携）の必要性を考え
認識する。社会との関わりや自らのキャリアを考え，大学での学びの意味を認識して，学習へのモチ
ベーションを高める。

2 目標

① 医療機関・福祉施設などを訪問し，自職種や他職種の業務を見学して，自職種の重要性について
知る。

② 医療福祉専門職の講演を聞き，職業人として自立していく覚悟と自覚を持ち，自職種の使命と守
備範囲を理解する。

③ 上級生や卒業生の講話と交流を通して，自らの将来像を描き，キャリアを考える。

④ 入学直後の初心（志）を確認し，資格試験に向けての覚悟や学習意欲を高める。

⑤ 医療現場での一般的なマナーや態度を理解し，臨床実習や学外実習における振る舞いを身に着け
る。

⑥ 学んだことや自分自身が体験・経験した内容を具体的に記述，発表することができる。

3 方法・内容

● 方法

　各学科によりプログラムの内容は異なり，授業方法もさまざまであるが，多くの学科で実施してい
るプログラムは以下のとおりである。

① オリエンテーション（授業の概要・目的の説明，グループ編成など）

② 自職種専門分野の歴史や背景，社会的ニーズの変化などについて，教員による講義，学生自身で
インターネットや図書などを活用して学習する。

③ 医療・福祉機関や施設を訪問し，自職種・他職種の働く現場を見学する。この早期体験学習に向

けた見学の心得（マナー，服装，遅刻，緊急連絡，守秘義務等）などを事前学習する。

④　医療福祉の現場で活躍している専門職の話を聞き，講師を交え，また学生同士で討論する。

⑤　卒業生や上級生の話を聞き，交流する。

⑥　見学，講演によって得た学びをまとめ，グループで討論し，発表する。

● モデルカリキュラム

　この授業は90分授業が8回行われる1単位のクォーター科目である。典型的な授業内容・スケジュールを以下に示す。学科によりここにはない独自のプログラムを企画している。

	授業内容	事前学習・事後学習
1	オリエンテーション	
2	自職種の歴史的背景や社会的役割（講義）	自職種についてインターネットや図書で事前に調べる
3	早期体験学習（早期臨床体験）に向けた事前学習，医療機関，介護・福祉施設等の見学における諸注意，施設概要についてインターネット等で調べ，まとめる	施設見学時の質問事項についてまとめる
4	早期体験学習（早期臨床体験）医療機関，福祉施設などの見学①	見学施設での体験をまとめておく
5	早期体験学習（早期臨床体験）医療機関，福祉施設などの見学②	見学施設での体験をまとめておく
6	専門職として働くOB・OGの講演や交流	資格取得後の専門認定制度について調べる。学内早期実習について配布された資料を読んでおく
7	各分野における研究領域，学科科目と臨床（実際の医療・福祉への応用や理解，早期実習体験（医療機器の操作体験，バイタルサイン測定など）	見学や講演をもとにプレゼンテーション資料の作成。テーマは，自職種の役割，自分のキャリアプランなど
8	グループディスカッションによる振り返り，報告会	見学，早期実習，講演で学んだことを報告書としてレポートにまとめる

※医療福祉施設の体験学習は，日程の関係で期間内に実施できない場合には，別日程で実施
　講演会や上級生，教員との交流会，意見交換は，授業外，課外活動や研究発表の聴講などでも実施

● 学びのポイント

（1）自職種の使命，役割とは何かを理解する。

　①自職種の社会的役割と使命

　自職種が業務を通じてどのように人々の健康な生活に役立っているのか，考えてほしい。医療機関や福祉施設，企業等で社会的な役割は異なっている。そこでまず，見学先が社会においてどのような

役割を担っているか，事前学習，見学によって学ぶ。その後，見学先での自職種の任務，業務の内容，役割について考える。

着眼点

1）自職種が医療機関，福祉施設においてどのような業務を行っており，その業務がどう患者の健康の向上につながっているのか。

2）専門職として実際に患者，家族にどのように接しているか（働きかけや態度，姿勢）。

3）自職種にはどのような活躍の広がり，多様な活躍の場があり，役割，業務の違いがあるのかを知り，自分はどのような活躍がしたいか。将来像を描いてみる。

4）自職種にはどのような能力が求められているのか。

②地域医療への貢献

地域社会において自職種がどのような役割を果たしているのか，見学，講演によって学ぶ。

着眼点

自職種は自分の業務を通じ，どのように地域医療への貢献，連携しているのか。業務と結びつけて考えてみよう。

③自己学習，自己研鑽の必要性

医療，技術は，常に進歩している。チーム医療に貢献し，新しい治療法，技術に対応するため，常に学習を続ける必要がある。講演会や見学，教員や上級生の交流により，自職種の学ぶ意義について考える。

着眼点

1）自職種がどのように知識の獲得，向上を行っているのか，自己学習がなぜ，必要なのか。専門・認定制度の意義や重要性についても考えよう。

2）自分の学んでいること（これから学ぶこと）が実践（自職種の業務），患者の健康を守ることにどのように生かせるのか考えてみよう。

④多職種との連携

医療福祉の現場では，自職種が他の職種と連携・協力している。チームの一員として自職種の連携，協力関係について学ぶ。

着眼点

見学先にはどのような職種がともに働いているのか，自職種とどのように連携しているのか（詳しい職種の役割については「医療人の基礎知識」第7章を参照）学ぶ。

1）医療機関，福祉施設にはどのような職種が働いているのか。

2）自職種と多職種はどのように協力しているのか。

3）多職種とどのようにコミュニケーションをとっているのか。

（2）医療・福祉従事者としてのマナー，態度を知る（身だしなみ，遅刻，欠席の対応，守秘義務，清潔・感染症への配慮）

① 医療福祉の現場であることを意識し，医療機関，福祉施設の業務に支障がないよう身だしなみ，言動に注意する。

② 交通事情や体調により，やむを得ず，遅刻や欠席する場合には，担当者や友人にかならず，連絡する。

③ 感染症予防のためにも清潔な白衣の着用，手指の消毒など清潔を心掛ける。

④ 患者，利用者のプライバシーの侵害となることは行わない。交通機関内で医療機関，福祉施設の患者の様子などの話はしない。（守秘義務）

⑤ 重要なポイントはメモし，積極的に質問をする。

④ 振り返り

① 自職種の重要性，命を扱う医療福祉職として自職種の責任について話し合ってみよう。

② 早期体験，講義，講演の中で気づいたこと，考えたことを話し合ってみよう。

③ 自分はどのような医療人になりたいか自分の考えをレポートにまとめてみよう。

⑤ 参考文献

1）笠原忠，越前宏俊『ヒューマニズム薬学入門』，培風館，2012

2）鈴鹿医療科学大学編『医療人の基礎知識』三重大学出版会，2023

3）二宮早苗，若村智子，黒木裕士，足立壮一，高度医療専門職養成を目指した人間健康科学科における早期体験実習の取り組み，京都大学大学院医学研究科人間健康科学系専攻紀要　健康科学　第13巻，2017，10-16.

4）小林淳子，渡部光恵，藤代知美　看護学生と指導教員が捉えた早期体験実習（フィールド体験実習）の現状と課題（報告）四国大学紀要，B 43：2016，1 - 7　Bull. Shikoku Univ. B 43：1 - 7

5）林雅彦，西村嘉洋，横山聡，垣東英史，大井一弥　薬学部におけるバイタルサイン教育を取り入れた早期体験学習の評価，医療薬学38（6），2012，339-349

6）広島国際大学専門職連携教育（IPE）推進部門『2016年度版「広国IPE」ってなあに？！広島国際大学専門職連携教育の手引き』．2016

7）福原麻希『チーム医療を成功させる10か条—現場に学ぶチームメンバーの心得—』中山書店．2014

8）鷹野和美『チーム医療論』医歯薬出版株式会社．2012

9）水本清久他『実践チーム医療論 実際と教育プログラム』医歯薬出版株式会社．2014

10）篠田道子『多職種連携を高める チームマネージメントの知識とスキル』医学書院．2013

鈴鹿医療科学大学「学部・学科」〈https://www.suzuka-u.ac.jp/academics〉2022.10.16閲覧

（福田八寿絵・河尻　純平・鎮西　康雄）

第 ② 講

多職種連携の基礎

① 科目の概要

　多職種連携は，チーム医療を内包し医療に従事する複数の職種が各専門分野における高度な知識や技術を用いて自らの専門性を発揮するとともに，各職種間の意見交換や協働により患者中心の良質な医療を提供するものである。近年，医療技術の高度化・複雑化によって単一の専門職種のみでは安全な医療を提供することは困難となったことも，「多職種連携」が必要とされるようになった理由の一つである。

　多職種連携の際に必要なことは，チームを組む多職種に対する深い理解である。自職種に加え他職種をよく理解していて始めて，相互の協働作業であるチーム医療を円滑に進めることができる。この科目では，医療に関連する多くの職種に関して，それぞれの職種がどのような責任を担い，どのような役割でチーム医療に関わっているかを 2 年生の必修科目として学ぶ。なお，この科目は 1 年生の「医療人底力実践（学科プログラム）」（自職種理解）の上に位置し，さらに 3 年生開講の「事例で学ぶ多職種連携」，4 年生開講の「実践で学ぶ多職種連携」で発展させる一連のチーム医療教育の基礎部分となる。また，慢性疼痛で学ぶチーム医療（基礎）や慢性疼痛で学ぶチーム医療（実践）に関連する科目でもある。

② 目的と期待される効果

　多職種連携の能力を多職種連携コンピテンシーと称するが，多職種連携コンピテンシーには 3 つの基盤（図 1）を修得することが重要である。1 つ目は他の専門職種と区別できる専門職能力，2 つ目は全ての専門職種が必要とする共通能力，3 つ目は他の職種と協働するために必要な協働的能力である。本授業では，1 つめの基盤である自職種を他の職種と区別できる能力を養う。受講後は，医師，看護師，薬剤師，診療放射線技師，管理栄養士，臨床検査技師，理学療法士，作業療法士，臨床工学技士，社会福祉士，精神保健福祉士，公認心理士，福祉心理士，診療情報管理士，医療情報技師，鍼師・灸師，救急救命士など，医療に関わる分野の業務内容について説明できることが，また，各職種がチーム医療の中でどのような役割を担うかを把握した上で自職種と他職種との関係を理解し，チーム医療の中で協働する必要性や意義について説明できることが期待される。

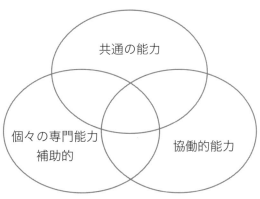

図1　多職種連携のコア・コンピテンシー

③　授業の内容

　各分野の学内専門家が，それぞれの職種について業務，医療における当該職種と他職種との関わり，協働のありかた等について解説する。（表1，詳細はこの教科書の姉妹編である「医療人の基礎知識　第4部チーム医療と多職種理解　第7章　多職種連携の基礎」参照）

　なお，連携のツールとして用いられるICF（International Classification of Functioning, Disability and Health：国際生活機能分類　図2）は，3年生開講の選択科目「事例で学ぶ多職種連携」の際の患者アセスメントにおいても利用されることから，職種を問わず十分な理解が必要である。

　ICFについては，P.183-184も参照のこと。

表1　「多職種連携の基礎」授業内容

1講	チーム医療とは	総論
2講	チーム医療と診療放射線技師	各論
3講	管理栄養士とチーム医療	
4講	臨床検査技師とチーム医療	
5講	チーム医療における理学療法士の役割	
6講	作業療法士とチーム医療	
7講	医療ソーシャルワーカーと精神科ソーシャルワーカー	
8講	多職種連携における心理職の役割	
9講	鍼灸師とチーム医療	
10講	救急救命士とチーム医療	
11講	臨床工学技士とチーム医療	
12講	チーム医療論と医療情報工学	
13講	チーム医療における薬剤師の役割	
14講	看護職とチーム医療	
15講	医師とチーム医療	

④ 振り返りの課題

　各職種の業務内容を理解の上，その職種の専門的業務の概要や専門外業務（一般的な業務）を理解し，自職種の一般的業務との共通点を見いだし協働もしくは支援が可能な業務内容について検討する。

⑤ さらなる学修のために（参考書・文献）

・実践チーム医療論　実際と教育プログラム　九本清久，岡本牧人，石井邦雄，土本寛二／編著　医歯薬出版
・医療安全管理テキスト　飯田修平　編　日本規格協会
・医療安全学　森本　剛，中島和江，種田憲一郎・柳田国夫／編著　篠原出版新社
・生活機能とは何か—ICF：国際生活機能分類の理解と活用—大川弥生／著　東京大学出版

（吉子　健一）

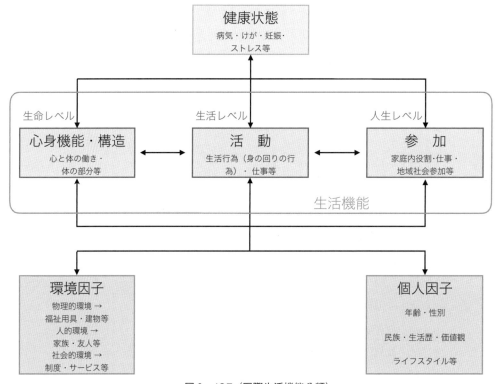

図2　ICF（国際生活機能分類）

（吉子　健一・山路由実子）

第 3 講

事例で学ぶ多職種連携

① 科目について

1）概要

　全学科共通の３年次選択科目である。底力教育科目の「底力実践Ⅰ（学科プログラム）」や「多職種連携の基礎」，および各学科関連科目や実習で学んで得た知識と技能を活用しながら，課題として用意された事例にチームで取り組んでいく。

　様々な学科の学生からなるチームを作り，ワークショップ形式で進めていく。まず，模擬患者についての情報を共有し，QOL/ADLの観点から取り組むべき課題を明らかにする。次に，課題解決に向けた具体的なケアプランを作成し，その後，各チームで模擬患者を交えた模擬カンファレンスを実施する。模擬カンファレンス後に，事前にチームで作成したケアプランを模擬患者の意見も反映したケアプランへと修正し，その結果を発表する。最後に，模擬カンファレンスとケアプラン内容に関する模擬患者の総評をもとに振り返り学習を行う。多職種によって課題を解決するチーム医療を机上で模擬演習し，それを通じて各職種の専門性を互いに学び会うことにより，チーム医療の必要性と過程について学習することが目的である。

2）目標

① 模擬患者事例を通じて自職種の専門性（役割や守備範囲）について理解を深める。

② 模擬患者事例の情報や問題，それから生じる解決すべき課題を他職種の学生と共有し，多職種連携によって解決していく過程を理解する。

③ 演習という体験学習を通じて，多職種連携の必要性と重要性を理解し，多職種連携の意義を学ぶ。

④ 多職種連携に必要な基本的な技術（コミュニケーション力，情報の収集・発信・共有力，問題・課題解決の方法，計画立案能力等）を習得する。

② 方法，内容

1）学習の流れ（表3.1）

　演習（ワーク）を通じて，多職種連携（チーム医療）の意義や必要性，それを実現するための技術を習得する。複数学科学生からなるチームを編成し，ICFモデル（参考１）を用いて情報を整理し，模擬患者事例に取り組み，問題解決策を提案・発表する。

　① 模擬患者事例（資料）の配布と事前学習

　　学習を効果的に進めるために，模擬患者事例に関する資料を事前学習教材として配布する。こ

の資料は，全職種共通情報と各職種の専門性に応じた職種別情報からなる。

② オリエンテーションの実施

目的・学習方法ついて説明し，本演習の方向性を確認する。受講学生が明確な目的を持って各ワークや自己学習に取り組めるよう，内容別に評価基準を提示する。

③ 多職種連携についての講義

各チームにおける演習を円滑かつ有効に進められるよう，多職種連携に関わる変遷，多職種連携の意義，各専門職の概要，ICFモデルについて学ぶ。

④ 事例紹介

模擬患者事例の理解を深めるため，そのポイントとなる事項を事前配布資料にそって説明・確認する。

⑤ アイスブレイク

チームメンバー（1チーム4〜6名）発表後，チーム間のコミュニケーションを図り，チームの団結力を高める目的でアイスブレイク（初対面の緊張感を和らげ，お互いに打ち解けるきっかけをつくるための手法）を実施する。

⑥ 職種別ワーク

事前に配布された職種別情報をもとに職種担当教員が説明する。模擬患者事例の全職種共通情報と職種別情報を用いて，教員指導のもとワークを行う。ここでは，事例の病態について理解を深めると共に，自職種の専門性や役割について検討する。

⑦ チーム別ワーク

各チームで模擬患者事例に関する情報交換・共有を行い，模擬事例の問題や課題を明らかにしながら，チームでケアプランを作成する。なお，チームによっては全ての職種が揃わないことも起こりうる。その場合は，このワークと前後して，不在職種の職種別情報が配布される。その際，不明な点は各職種担当教員に質問する。

⑧ ケアプラン発表会

各チームでケアプランの案を報告し合い，互いに不足する部分等を模擬患者とのチームカンファレンスに反映できるよう振り返り学習を行う。

⑨ 模擬患者を交えてのチームカンファレンス

各チームに模擬患者1名を交えてカンファレンスを行う。カンファレンスのなかで，チームで立案したケアプランの説明を行うとともに，模擬患者の生活状況，困っていること，不安に思っていることなど，ケアプランの修正に必要な情報もあわせて収集する。

⑩ チームでケアプラン最終案を作成

模擬患者を交えてのチームカンファレンスをもとに，各チームで事前に用意したケアプランの修正を行い，ケアプラン最終案を作成する。

⑪ カンファレンス結果報告会

各チームでケアプラン最終案を報告するとともに，他チームの発表を聞いて，気づきや学びを共有する。また，模擬患者の総評をもとにカンファレンスの振り返り学習を行う。

表3.1　講義スケジュール

	方法	内容
1日目	講義	オリエンテーション 多職種連携について　　　模擬事例について説明
	合同ワーク	アイスブレイク
	職種別ワーク	病態の理解、専門職としての役割について考える。 （職種担当教員と意見交換）
	チーム別ワーク	各職種が持つ情報を交換する。 ICFモデルを利用して患者情報を整理し、解決すべき問題点を抽出する。
2日目	職種別ワーク	自職種の専門性について考える。（職種担当教員と意見交換）
	チーム別ワーク	カンファレンスの目的（ケアの方針）を設定し、ケアプランを作成する。
	合同ワーク	ケアプラン発表会
	チーム別ワーク	他のチームの発表を聞いて、チームで学びを共有する。
3日目	チーム別ワーク	模擬患者とのカンファアレンスに向けて最終調整を行う。
	模擬患者とカンファレンス（チーム別：40分程度）	
	チーム別ワーク	カンファレンス後、ケアプラン最終案をまとめる。
	合同ワーク	カンファレンス結果報告会
	チーム別ワーク	学びを共有し、ケアプランの振り返りを行う。

２）模擬患者事例　概要（全学科共通情報）

- 症例　　　　鈴鹿良夫さん，66歳，男性
- 疾患名　　　＃１糖尿病（II型）　＃２糖尿病性腎症　＃３高血圧症　＃４脊柱管狭窄症
- 職業　　　　無職（65歳まで会社員として勤務）
- 家族構成　　一人暮らし（２年前に配偶者は他界）　娘２人（既婚。車で１時間程度の所に居住。
　　　　　　　２人とも，義母の介護や子供の受験で忙しく積極的な手伝いは難しい。）
- 性格　　　　頑固　人付き合いが苦手
- 経済状況　　年金暮らし
- ADL　　　　腰痛。下肢のしびれ。10分以上歩くと痛みがあり，長く歩けない。
　　　　　　　その他のADLは自立しているが，引退後運動量が減少している。
- 嗜好歴　　　16年前に禁煙（タバコ１日20本×20年），アルコールは付き合い程度
　　　　　　　味の濃い料理を好み，ごはんには漬物がない。食後の果物を楽しみにしている。
- 家族歴　　　父親が胃がん，母親は脳卒中
- 現病歴　　　50歳：高血圧を指摘されて禁煙を実行。
　　　　　　　59歳：会社の健診で高血糖を指摘され，近医を受診し，糖尿病と診断された。
　　　　　　　65歳：腰痛の悪化から近医を受診し，脊柱管狭窄症と診断された。
　　　　　　　　　　　間欠性跛行が見られる。

66歳：○月1日より腎機能低下のため血液透析導入目的にて，近医よりS総合病院に紹介入院となった。入院後，左前腕内シャント作成。理学所見および血液検査データの悪化に伴い，△月6日（入院1ヶ月後）より透析導入となった。

- 入院時の所見 　　身長164cm，体重65kg，血圧150/78 mmHg

　　　　　　　　骨折の既往なし。霧視なし。認知症を示唆する所見なし。

- 背景

　娘二人はそれぞれに結婚して，車で1時間程度の所に住んでおり，同居はしていない。月1回電話がかかってくる程度である。娘らは仕事や嫁ぎ先の親の介護があり忙しい。患者は，2年前に妻が他界し，食事や洗濯など家事ができないため，食事は主に本人がスーパーに歩いて行き（徒歩5分），惣菜などを購入している。周囲からは介護保険を利用して，買い物だけでもヘルパーに依頼してみてはどうかと言われるが，年金での生活を考えると，できるだけ介護保険を利用したくないと思っている。また，薬の量が多く，飲み間違い飲み忘れに困っている。透析導入後の生活の変化に不安を覚えており，色々考えると，眠れない日もある。今回，2週間後の退院に向けたカンファレンスを実施することになった。

(4) 学びの様子

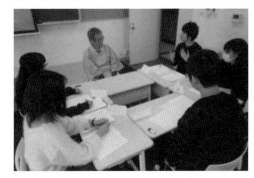 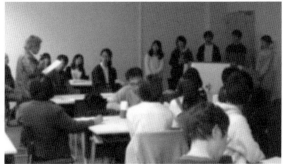

図3.1　左）模擬患者とのカンファレンス　右）カンファレンス結果報告会

（川合　真子・山路由実子）

第 4 講

実践で学ぶ多職種連携

1 科目について

1）概要

　全学科共通の4年次選択科目である。1-3年次で行ってきた底力教育，各学科の演習・実習科目，および多職種連携に関する講義・実習を統合することが目的である。様々な学科学生からなるグループ（4-5名）で県内の協力医療機関・福祉施設に出向き，3日間の実習を行う。他職種の業務見学，チーム医療見学，共通事例の情報収集・課題抽出・検討を行い，その成果をチーム毎に発表する。医療現場での実習を通じて，各自の専門性を高めつつ，多職種連携の視点から患者のQOL/ADL向上のための課題に協力して取り組む過程を学ぶ。これまで学んできた多職種連携（チーム医療）の意識や必要性もさることながら，実地における連携方法等の技術的側面も重視することになる。本科目は，3年次科目「事例で学ぶ多職種連携」を医療・福祉の現場における実践へと発展させ，さらに深化させるものである。

2）目標

① 多職種連携にかかる業務の見学や事例検討を通じて自職種の専門性について理解を深める。

② 実際の臨床現場における，事例の問題・課題を多職種で共有し解決していく過程を理解する。

③ 多職種連携の必要性と重要性や意義を，実際の臨床現場を通して学ぶ。

④ 他職種の業務を見学し，自職種以外の専門職に関する知識と理解を深める。

⑤ 他職種について学ぶことで，さらに自職種役割の理解及び専門性を深める。

⑥ 多職種連携に必要な基本的技術（コミュニケーション力，情報の収集・発信・共有力，問題・課題解決の方法，計画立案力，倫理的視点での対応等）を学ぶ。

2 方法・内容

1）学習方法（表1）

① 学内オリエンテーション

　学習効果を高めるため，全体向けに科目の概要・目的・方法および施設実習のチームと日程について説明を行う。

② 施設実習（3日間）

　各施設において，担当教員監督のもと，実地研修を行う。内容は各施設において多少相違があるが，概ね以下の内容を含む。

- 施設オリエンテーション：施設概要および実習内容の説明。
- 事例紹介・情報収集：期間中に取り組むべき課題があれば，ここで説明を行う場合がある（囲み参照）。
- 他職種業務見学：自職種以外の各専門職の業務を見学する。
- チームカンファレンス見学：多職種で構成されているカンファレンスや委員会等を見学する。
- 事例の共有と課題の検討：各施設で検討可能な事例が用意されている場合は，実習協力の同意を得て，診療やケアの見学，関係書類や本人等からの情報収集を行う。事例の問題・課題とその解決策についてチームで検討し，施設にてケア計画を発表する。
- ミニカンファレンス：日々の実習について学生，教員，実習指導者でミニカンファレンスを行い，学びを振り返る。

なお，実習に先立ち，各実習施設に個人情報保護に関する誓約書を提出する。このことからも分かるように，実習とはいえ，実際の医療施設で個人情報に接することになるため，情報の取扱には細心の注意が必要である。

> 過去の取り組み事例
> ・医療的ケアが必要な事例
> ・慢性疾患を有し，栄養等の療養管理が必要な事例
> ・デイサービスを利用しながら，機能訓練に取り組んでいる事例
> ・日常生活や退院にむけて指導の必要な事例
> ・日常生活や療養生活上の経済面等の福祉的課題を持っている事例

③ プレゼンテーション資料の作成と報告

実習終了後，期日までに，施設担当教員の指導のもと，各チームでスライド作成などプレゼンテーションの準備を行う。その後，施設関係者を含めた報告会を行い，学びを共有する。ここでは，実習指導者からの総評をもとに学びについて振り返るという貴重な体験を得ることができる。プレゼンテーションテーマは，「多職種連携についての学び（副題可）」として作成する。

表1　施設実習スケジュールの例（1チーム4名の学生で構成の場合）

		医療福祉学科 学生A	薬学科 学生B	看護学科 学生C	医療栄養学科 学生D
1日目	AM	①施設オリエンテーション ②取り組み事例紹介・情報収集			
	PM	受持ち患者ケア観察		他職種業務見学	
		ミニカンファレンス			
2日目	AM	他職種業務見学		受持ち患者ケア観察	
	PM	①取り組み事例についての情報交換 ②関係機関とのケア会議または症例検討会　等			
		ミニカンファレンス			
3日目	AM	取り組み事例に対するチームケア計画の立案			
	PM	①チームケア計画を発表 ②指導者，関係職種からの助言指導等			

⑷　学びの様子

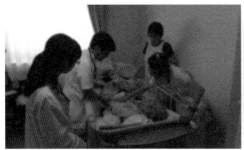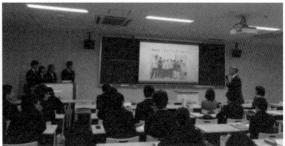

図1　左）施設内での見学　右）実習報告会

参考1）ICF（International Classification of Functioning, Disability and Health）モデル

　ICFモデルは事例を考える枠組みとして利用される。ICFモデルにより，人の生活機能と障害に関する状況の記述が可能となる。また，情報を組織化する枠組みを構築し，患者の健康状態を把握するために有意義な情報間の相互関係を体系的に記述できる。ICFでは，情報を「生活機能と障害」と「背景因子」の2つに大別する。ICFの特徴として，環境因子や個人因子等の背景因子の視点を取り入れていること，構成要素間の相互作用を重視していること，「参加」を重視していること，診断名等ではなく生活の中での困難さに焦点を当てる視点を持っていること，中立的な用語を用いていること，共通言語としての機能を持つこと，が挙げられる。ICFの構成要素とそれらの連関を図2に示す。また，ICFでは基本用語の定義として下記が与えられている。

　・心身機能：身体系の生理的機能（心理的機能を含む）
　・身体構造：器官，肢体とその構成部分などの，身体の解剖学的部分
　・機能障害：著しい変異や喪失などといった，心身機能または身体構造上の問題

・活動：課題や行為の個人による遂行のこと
・参加：生活・人生場面への関わりのこと
・環境因子：人々が生活し，人生を送る物的な環境や社会的環境，人々の社会的な態度による環境
・個人因子：個人の人生と生活に関する背景全体

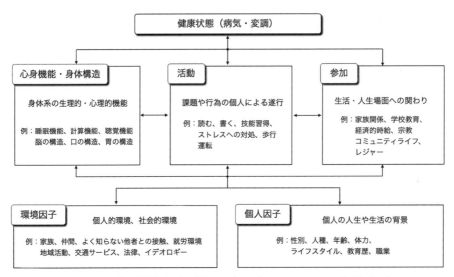

図2　ICF（国際機能生活分類）モデル　（WHO，2001より作成）[1]

参考2）カンファレンス
　カンファレンスの定義，機能，目的は様々であるが，「情報と目的の共有」，「他職種との協調」，「協働」，「専門職としての資質の向上」などがキーワードとなる。

1）カンファレンスの定義
- メンバー間で援助計画を作成し，その計画を共有すること（白澤[2]）
- 支援の流れの中で，保健・医療・福祉の専門家が，それぞれの立場からアセスメント・支援計画などを提示して，それぞれの役割分担についてチームの合意をえるための会議。複雑で高度な患者や家族の問題を解決するために，看護師間で問題を共有し，患者や家族とともにチームとして，彼らのニーズやゴールに向かって協働するために討議すること（東[2]）

2）カンファレンスの機能
- 目標設定，ニーズ分析，援助計画作成，情報共有，援助目的と役割分担の確認（白澤[2]）
- 協調関係を保ちつつ意思決定を行う，成員間のコミュニケーションを促進する（鷲野[2]）

3）カンファレンスの目的

- 個人の体験をチームが共有し，チーム全体の技術水準を高める。個々の患者への看護計画の妥当性の検討。チームメンバーの意思統一を図り，効率的な看護実践をめざす。共同学習による新知識の習得。患者の見方を育てる。他職種との連携調整を行う。（川島［3］）
- メンバー間の意見交換により情報の共有化を図りつつ，多面的なアセスメントや情報交換による対象理解の深化と有益な支援方法を検討し，信頼関係を構築しながらチームを成長させる。ケアマネージメントの一環として行われ，支援計画の検討や役割分担を目的とする（篠田［2］）

実際のカンファレンスは以下のように進行する。はじめに，司会者（ファシリテーター：中立的な立場でチームのプロセスを管理し，チームワークを引き出し，成果を最大化する役割が期待される）と書記を決める。次に，テーマを決め，それに沿った情報・意見の交換を行う。発言が一部メンバーに偏ることがないよう，各員が自己の意見を述べるに際して躊躇しないことが重要である。また，職種によらず対等な立場でディスカッションを行い，意見を分かりやすい言葉で伝えるとともに，他者の意見を真摯にうけとめ，異なる意見へ配慮しつつ自己の見解を述べることも大切である。特に，異なる教育・経験のバックグラウンドをもつメンバーからなる多職種カンファレンスでは，考え方や意見の相違が生じやすいことを肝に銘じるべきである。良質なカンファレンスは，対象者やその家族へのケアの向上のみでなく，メンバー其々の資質向上にも繋がる。［4-5］

参考文献

［1］厚生労働省HP：https://www.mhlw.go.jp/houdou/2002/08/h0805-1.html
「国際生活機能分類—国際障害分類改訂版—」（日本語版）（2019/11/22）
［2］篠田道子編：チームの連携力を高めるカンファレンスの進め方，日本看護協会出版会（2010）P6-7
［3］川島みどり：看護カンファレンス，医学書院（2008），P15-16
［4］杉野元子：カンファレンスを有効な道具にするために，看護実践の科学　2015年1月号　カンファレンスの運営と評価1）カンファレンスをどう運営するか，看護の科学社，P6-8
［5］坂田悦子　他：ケアを繋ぐ看護カンファレンスの実践，看護実践の科学2016年6月臨時増刊号　看護カンファレンスガイドブック，看護の科学社，P66-70

（山路由実子・川合　真子・野口　佑太）

第 **5** 講

慢性疼痛で学ぶチーム医療（基礎）

① 科目の概要

　痛みは個人的な感覚であるが，自分と自分の周囲の人が痛みを感じたとき，過度な不安を感じることのないように痛みのしくみを理解する。医療人として痛みを感じている人に対して適切に接し，対処ができるように，多方面からのアプローチを学びながら多職種連携およびチーム医療の重要性を学ぶ。

② 目的と期待される効果

①痛みが発生するしくみを神経の機能で説明し，痛みの原因を推察できる。

②痛みを我慢し続けると痛みを覚えてしまうことを知り，痛みを和らげることの重要性を理解する。また，痛みを軽減する多方面からの取組があることを理解し，それらの重要性を学ぶ。

③慢性の痛みの治療には，薬，注射，体操，ストレッチ，温熱療法，リハビリテーション，心理的的取組，鍼灸，など実際に行われている多方面からのアプローチを駆使して痛みをとるという考えかたを身につけ，各領域の医療専門職と痛みに対する役割について理解を深める。さらには多職種連携およびチーム医療の重要性を認識する。

③ 授業の内容

痛みのしくみ

①痛みとはなにか。

　痛みは本人にしかわからない。医療者や周りの人々は，自身の体験と照らし合わせてその人の痛みを推し量ろうとする。痛いときには原因があり，その原因を除去したら痛みがとれるという前提のもとにまず原因を求めるのが普通である。痛みにより人は身体の異常事態を知ることができる。

②原因がはっきりしている痛み

　痛みを感じた直後は，痛みを引き起こすきっかけとなる刺激（**侵害刺激**）がはっきりしていることが多い。侵害刺激は，**機械的侵害刺激，化学的侵害刺激，冷侵害刺激，熱侵害刺激**に大別できる。一般には，機械的侵害刺激とそれに続発する化学的侵害刺激であることが多い。侵害刺激がはっきりしているときは，痛みを伝える神経末端への侵害刺激そのものを取り除けば痛みもとれることが多い。

これが**急性痛**に当てはまる。外傷（怪我）とか，手術のあとの痛み，急性の炎症による痛みは，ケガが治れば，炎症が治まれば，自然と消えてゆくのが普通である。

③原因がはっきりしない痛み

原因となる刺激がないのに痛むという普通でない痛みも存在する。これは神経そのものに損傷があるか，神経が敏感になっている状態と考えられ，**神経障害性疼痛**と呼ばれている。原因がはっきりしていることが多い急性の痛みに対して，３か月以上継続する**慢性疼痛（＝慢性の痛み）**という痛みがあり，国際疼痛学会では「**治療に要すると期待される時間の枠組みを超えて持続する痛み，あるいは進行性の非がん性疾患による痛み**」と定義されている。慢性痛では，神経障害性疼痛の要素がある場合が多く，多職種によるチーム医療が特に重要な分野である。

④痛み刺激の伝わるルート（図１）

侵害刺激により，痛みを伝える神経で痛みの電気信号（**活動電位**）が発生する。原因となる刺激が発生→神経線維の末端で痛みの電気信号が発生→電気信号が**脊髄**に到達→脊髄で神経を変える→次に２ルートで脊髄を上行→（ⅰ），（ⅱ）

（ⅰ）→視床に信号が到達→視床で神経を変える→**体性感覚野**に信号が到達

（ⅱ）→**視床下部や脳幹**に信号が到達→視床下部や脳幹で神経を変える→**大脳辺縁系**に信号が到達

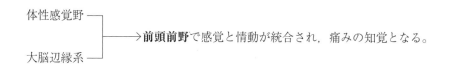

体性感覚野 ─┐
　　　　　　├─→**前頭前野**で感覚と情動が統合され，痛みの知覚となる。
大脳辺縁系 ─┘

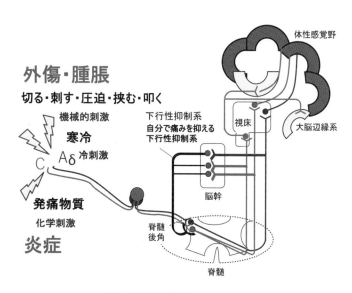

図1．侵害刺激の伝わるルート

体性感覚野は，純粋に痛いという感覚の場所を知らせ，大脳辺縁系は，不快感・いやな感じ・恐れなどの情動を担当している。両方からの信号が前頭前野に入って統合され，「痛みの知覚」となって認識され痛む。

⑤痛みと脳のはたらき

　国際疼痛学会による痛みの定義は，「組織が実際に損傷を受けている，もしくは損傷の可能性のあるときに起こる，あるいはその損傷を表すことばによって表現される不快な<u>感覚</u>および<u>情動</u>体験」である。ポイントは，痛みは不快な―**感覚および情動**―であり，それぞれ痛み刺激が到達する脳の別々の場所（体性感覚野と大脳辺縁系）の機能を表している。したがって，痛いという感覚には，不快感，嫌だ，避けたい，怖いという，感情的・情動的要素が必ず含まれていて，一般的にこれを心の問題と表現するため，**心理的な要素が痛みに含まれている**と考える。痛みの信号が，脳の機能で情動を担当する大脳辺縁系にも入るため，看護師による精神看護が大変重要となる。**トータルペイン**とは，身体的痛み，心理的痛み，社会的痛み，霊的痛みが絡み合った痛みという考えかたである。身体的痛みは，原因が比較的はっきりしていて，脳の体性感覚野で場所を判別（分かる）という点では理解しやすく，対処しやすいが，心理的，社会的，霊的要素は，大脳辺縁系で沸き起こり，気持ちの問題としてとらえるので，その本人でないと分かりづらい面がある。いずれにせよ，痛みの知覚は，感覚と情動のそれぞれの占める割合により感じ方は変わると考えられ，その割合を正確に測ることはできないため，本人も医療者も困ってしまう。このような，正解のない状況を打開するために，痛みに対する多職種連携によるチーム医療が期待されている。

⑥痛みと交感神経

　皮膚や筋肉や骨の痛みのように，意識できる感覚を伝える神経系を**体性神経系**という。一方，内臓はたとえ侵害刺激を受けても，痛む場所はひろく，範囲もあいまいである。もともと内臓の働きは，意識しないことが多く，自分の力では調節できない。このように，無意識のうちに働いている内臓の動きに関係している神経系を**自律神経系**という。ヒトの身体は体性神経系と自律神経系で成り立っている。自律神経系は，内臓の働きを調節できる。戦うときは**交感神経系**が主に働く結果，心臓はたくさんの血液を筋肉に送るため動きが活発になる。休憩している時には**副交感神経系**が主になり心臓の動きはゆっくりになる。交感神経系が緊張すると，血管が収縮して血流が悪くなり，筋肉が硬くなるため痛みにはあまり良くない。困ったことに，痛みを伝える体性神経と交感神経は近いところを走行しているため，混線することがある。つまり痛み刺激により痛みを中枢に伝える神経がまちがって交感神経を刺激して緊張させることがある。たとえばCRPS（**複合性局所疼痛症候群，complex regional pain syndrome**）という病気は，ケガや手術をきっかけに痛みが起こりその痛みが不釣り合いに長く強く続く病気で，交感神経系の障害が関係していると考えられている。交感神経系が関係していると考えられる病気に対してペインクリニックでは交感神経の働きをブロックする治療が行われている。

慢性疼痛と薬学

　高齢者は，加齢とともに老年症候群をはじめ複数の疾患にかかりやすく，多くの薬を服用する傾向がある。このような多剤併用を**ポリファーマシー**といい，6剤以上で**薬物有害事象**の可能性が高まるとされている。また，他科受診による重複投与も問題になっており，痛みを抑える薬では内科，外科，整形外科などで処方されることが多く，“**処方カスケード**”と呼ばれる悪循環に陥ることが少なくない。

　（1）痛みの治療に使用される薬剤：**非ステロイド性消炎鎮痛剤（NSAIDs）**は，鎮痛，解熱，抗炎症作用があり，経口薬，注射薬に加えて，貼付剤では特に70歳代の高齢者に多く使用されている。また医師の処方箋なしに購入可能な**OTC医薬品**でもNSAIDsの種類は多く存在する。NSAIDsの副作用は，代表的なものとして腎機能低下や消化管出血があるため，長期間の服用には注意すべきである。

　（2）腰痛，変形性関節症と薬物治療：腰痛や関節の痛みの原因となる疾患は，さまざまなものがある。関節の痛みをきたす変形性関節症の患者はNSAIDs含有の貼付剤が第一選択となることが多いが，臨床上，痛みの軽減効果は顕著でないため漫然と使用される傾向にある。

　（3）頭痛と薬物治療：日本人の3〜4人に一人は頭痛に悩んでいる。そのうち，最も多いのは**緊張性頭痛**で，次に多いのが**片頭痛**である。身体的ストレスや精神的ストレスが原因で頭痛を引き起こすことがある。なかには稀にクモ膜下出血，脳腫瘍などの重篤な疾患が隠れていることもあるので注意が必要である。また，薬剤の服用が原因となって起こる頭痛もある（**薬物乱用頭痛**）。これは，1種類あるいは複数の鎮痛剤を1ヶ月に10日以上を，3ヶ月以上続けて使用したりした時に起こることがある。頭痛薬を内服し，さらに頭痛薬を加えることで頭痛が悪化していくという特徴がある。

　慢性疼痛患者数は高齢者が多くを占める。治療薬はNSAIDsに限らず**プレガバリン，デュロキセチン，トラマドール**など有効な薬が開発されてきた反面，高齢者ではポリファーマシーと薬物有害事象の発現に対して注意が必要である。そのためにも，多職種が連携して医薬品適正推進に薬剤を努めていくことが非常に重要である。

慢性疼痛と理学療法

　慢性疼痛患者の中で慢性腰痛患者の占める割合は多い。腰痛の原因疾患は腰椎椎間板ヘルニア，変形性腰椎症，腰椎分離・すべり症など様々な疾患がある。腰痛に対するリハビリテーション，理学療法は現在以下のような治療が行われている。
（1）運動療法，腰痛体操：からだのどの筋肉を鍛え，どの筋肉を柔軟にするかを認識しながら行うことが重要であり，それにより正しい運動療法を行うことができる。中でも**腰痛体操（Williams体操）**，**体幹筋を強化する運動（コアトレーニング）**が重要である。
（2）物理療法：ホットパック，極超短波による温熱療法，電気療法，マッサージ，牽引療法などがある。

（3）装具：コルセット，サポーターなどのさまざまな装具が開発されている。しかし，現在それらの効果についてのエビデンス（証拠）は不明であり，推奨されていない。

（4）日常生活指導：日常生活における姿勢は**椎間板内圧**を変化させ，腰痛と関係が深い。たとえば，立ったり椅子に座った姿勢で，前屈みになって荷物を持つ時などは，**椎間板内圧**が非常に高くなり，腰痛を誘発しやすい（図2）。患者に日常生活で姿勢に対して注意を向けるように指導することは最も有効な腰痛治療と考えられている。

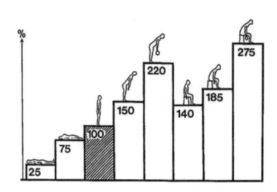

図2．姿勢と椎間板内圧の関係（Nachemson, 1965）

慢性疼痛と心身

　心と身体は密接な関係があり，相互に補い合って機能している。心が重ければ動きたくなくなるし，身体に不調があると気持ちが滅入る。人間の自然な状態である。特に慢性疼痛には社会的要因と並んで，心理的要因の影響が大きいとされる。また不安や緊張，怒りの感情は筋緊張を亢進させるため，疼痛の発現や症状増悪の要因となる。ひとつの腰痛に，当人の心の状態や取り巻く人間関係，社会環境など多くの要素が関連する場合がある。

　心身症とは，発症や経過に心理社会的ストレスが影響して機能的・器質的な障害が生じている疾患群である。持続するストレスが中枢神経を介して，自律神経系，内分泌系，免疫系等の生体機能調節系に影響を与え，身体機能や構造にまで影響すると考えられている。また，自分自身の情動や感情を感じ取ったり表現したりするのが苦手な人たちの中には，心理的負担が身体症状としてあらわされやすい人もいる。慢性疼痛は心身症ではないが，一般的な疾患の多くに心と身体の関係が反映されるという知識は，他の医療領域でも役立つだろう。

　慢性疼痛に対する心理学的アプローチでは，認知行動療法や自律訓練法，マインドフルネスに代表される身体技法が推奨されている。認知行動療法はその人のものごとの受け取り方－認知－や行動パターンを検討し変化させることで，不快な気分・感情の軽減や性格傾向の改善をはかる。これは疼痛に伴うネガティブな感情全般の改善や，"破局的思考"と呼ばれる慢性疼痛患者に多いものの考え方の変化を促す。臨床では日記法や行動目標に沿って段階的に行動変化を試みる，といった方法も活用されている。マインドフルネスは呼吸を中心とする身体技法のひとつで，気分の安定や認知の変化を促す。慢性疼痛には，"気そらし"の効果も期待できる。その他の心理療法によっても，感情の言語化や陰性感情の表現による情緒の安定が見込まれる。講義の一部では，心理療法の過程を紹介する。

また，家庭の問題や家族の状況，就学や職業上の問題の検討など社会環境の調整に関連するカウンセリングを行うことも，ストレスを軽減し心のバランスを調整するための重要な心理学的アプローチである。近年では慢性疼痛と依存症，発達障害の関連も注目されている。このように慢性疼痛に対しては身体的治療に加えて，心身に関連する多面的なアプローチが必要である。

慢性疼痛と栄養管理

　慢性疼痛は全ての年齢層で見られるが，50歳代以上の中高年層で特にその比率が高い。

　全身の栄養状態は患者の体調や心理状態に深く影響をおよぼす。体重増加のために筋肉に大きな負荷をかけて痛みの原因となっている場合は，体重コントロールにより負荷を減らすことが効果的である。また，慢性疼痛患者では痛みにより食欲がなくなり活動が低下しがちである。高齢者に慢性疼痛患者が多く，**フレイル**，**サルコペニア**，**ロコモティブシンドローム**などの増加が予想される。これらの病態は深く関係しており，ロコモティブシンドロームはサルコペニアを含み，フレイルの一部と考えられている。低栄養や栄養欠乏はサルコペニアを誘発し，筋肉量の減少による膝，腰，肩の痛みを誘発し，寝たきり状態やそのためにおこる褥瘡など，慢性疼痛のリスクを増加させ悪循環を引き起こす。現在，多くの病院には**栄養サポートチーム（NST）**が設置され，患者のQOL向上に大きく貢献している。

慢性疼痛と看護

　痛みとは主観的な経験であるため，患者自らが伝えた痛みを評価することが標準的な評価方法である。しかし，認知症や言語障害などが原因で痛みを上手く伝えられない患者も多いことが推測される。そのため，口頭で痛みの訴えができない患者に対しては，客観的に疼痛の評価を行うことが重要である。

　疼痛管理を行う際には，包括的に疼痛評価を行うことが重要であるが，主観的な感覚である痛みを他者が的確に評価するためには，疼痛評価ツールの使用を検討することも有効である。

　疼痛評価時には，日常生活への影響，痛みのパターン，痛みの強さ，痛みの部位，痛みの経過，痛みの性状，痛みの増悪因子・軽快因子について確認を行うことが大切である。

（1）疼痛評価時の観察ポイント

　本人が口頭で疼痛について伝えられる場合は，本人から痛みのある部位を聴取するとともに，皮膚の状態（発赤・腫脹・熱感など）や身体の一部をさするような動作をしていないかなど普段と違う様子がないかについても注意深く観察を行うことが重要である。

（2）疼痛強度の評価方法

　鎮痛薬の使用時には，疼痛強度に応じて薬剤が選択されるため，疼痛強度の評価は治療方法を決定するためにも非常に重要である。現在臨床で使用されている疼痛評価指標で信頼性や妥当性が検証されているものとして，Numerical Rating Scale（NRS），Visual Analogue Scale（VAS），Verbal

Rating Scale（VRS）がある。また，顔の表情で痛みの強度を表すFaces Pain Scale（FPS）は小児から高齢者まで広く用いられている疼痛評価指標である。

（３）疼痛症状出現時の特徴

　疼痛症状が現れるのはどのような時か，疼痛の持続時間はどの程度か，疼痛が増強するのはどのような場面か，疼痛が軽快するのはどのような状況かなどの項目について把握を行う。

（４）疼痛の性状

　脈打つような痛み，突き刺されるような痛み，重苦しい痛み，うずくような痛みなど，どのような性質の痛みを感じているかの情報取集を行う。

慢性疼痛とソーシャルワーク

　"Quolity of Life）"という言葉がある。日本語としては「生活の質」と訳されることが多い。では「Life」あるいは「生活」とは何だろうか。

① 　生命・命…おそらくは医療分野で最も重視されるであろう「Life」である。

② 　日常生活・日々の暮らし…医療に限らず，あらゆる分野で一般的に想定されると考えられる「Life」である。

　　　考え方にもよるが、この①と②は、「数値化・定量化」して「客観的に」捉えようと思えば可能ともいえるものではある。①では、例えば身長、体重、心拍数、血圧、関節可動域…等、②では、家族人数、住居面積、年収、飲食費…等である。

③ 　人生・生き方・価値観…これは①②とは次元が異なり、極めて個人的・主観的なものであって、「数値化不能」ともいえる。

　日常生活において「いたみ」（痛み　傷み　悼み…）を伴う、ということは、①②はもちろん、③にまで不都合や大きな支障を来すことにつながる。「いたみ」を伴ったいわば「不健康な」状態を考えるとき、「複雑に絡み合った結果のいたみ」という観点に立ち、BPS（生物学的状況、心理的状況、社会的状況）モデルを基に複雑化した関係性をもった状況を的確にとらえる（アセスメント〜事前評価）必要がある。

　その際には、「健康でない」部分を主体に着目するICIDH（国際障害分類〜機能障害、能力障害、社会的不利）〜できない部分・機能しないところに着目〜の考え方ではなく、2001年５月にWHO総会で採択されたICF（International Classification of Functioning, Disability and Health, 国際生活機能分類）の概念に基づき「Disability and Health」という両面〜できない部分だけでなく出来るところにも公平に着目〜から「機能」をとらえてくという視点が重要である。このICFの構成要素は６つあり「心身機能・構造」「健康状態」「活動」「参加」そして「背景」となる「環境因子」「個人因子」である。

　「慢性疼痛」に悩む患者・家族のおかれた状況は、客観的にはとらえきれない「極めて個人的・主観的な」要素が複雑に絡み合っている可能性がある。だからこそ彼らと関わっていくには、「直接的な治療により痛みを取り除けば良い」という考え方では、対処しきれない、ともいえる。傾聴等の面

接技法を駆使して患者からの「いたみ」の訴えかけに対する受容と共感の姿勢を貫き，信頼関係の構築に留意しつつ，患者・家族の持つ「課題解決能力」を信じて「6つの機能」を念頭に，BPSモデルにより「いたみの構造」をアセスメントしそこから導き出される「解決に至る道」を，患者・家族とともに紐解いていく必要がある。

慢性疼痛と鍼灸

　鍼灸は中国で2500年以上の歴史があり，古来より疾患の予防や治療に使用されてきた。疼痛治療に対しては，効果的で安価な医療技術としてWHO（世界保健機関）も認めており，日本の慢性疼痛診療ガイドライン（2021年発行）には慢性疼痛に対して有用であると考えられると記載されている。鍼灸は体表に対する物理的刺激であり，鎮痛メカニズムは理学療法における物理療法と共通点も多い。

　鍼灸の主な鎮痛メカニズムには，以下のような報告がある。

（1）局所レベル：①鍼灸刺激により免疫細胞から**内因性オピオイド**が放出され，炎症時や損傷時に痛覚受容器に出現する**オピオイド受容体**と結合して鎮痛が起こる。②鍼灸刺激により組織が損傷し，細胞から放出されたATPがアデノシンに分解され，アデノシンA1受容体と結合して鎮痛が起こる。

（2）脊髄レベル：痛みのある脊髄神経と同じで支配領域（デルマトーム）の皮膚や筋肉に鍼灸刺激をすると，Aβ線維が興奮して鎮痛が起こる（**ゲートコントロール説**）。

（3）大脳レベル：①鍼灸刺激により中脳・橋が刺激されると脊髄後角でノルアドレナリンが，中脳・延髄が刺激されると脊髄後角でセロトニンが放出され鎮痛が起こる。脳を介すが，作用部位は脊髄レベルである（**下行性疼痛抑制系**）。②鍼灸刺激により**視床下部，中脳中心灰白質，延髄大縫線核**が刺激されると，内因性オピオイド（βエンドルフィン，エンケファリン，ダイノルフィン）が放出され，オピオイド受容体と結合して鎮痛が起こる。低周波鍼通電器で刺激する周波数を変えることにより，2Hzはβエンドルフィン，2/15Hzはエンケファリン，100Hzはダイノルフィンが放出される。

　慢性疼痛に対しては，内因性鎮痛機構の破綻が考えられることから，鍼灸では（3）大脳レベルへのアプローチがよく使用されている。

④ 振り返りの課題

①侵害刺激が痛みとして感じる経路を図を用いて説明する。
②交感神経系が関係する痛みの仕組みを説明し，治療に対する役割を述べる。
③頭痛や腰痛の治療に使用される薬剤にはどのようなものがあるか説明する。
④ポリファーマシーと処方カスケードを説明し，防止するための多職種連携の役割を説明する。
⑤筋緊張が痛みを起こすしくみを説明する。
⑥ストレッチや姿勢の痛み治療に対する重要性を説明する。
⑦心身症と痛みの関係を説明する。
⑧認知行動療法やマインドフルネスを説明する。
⑨フレイル，サルコペニア，ロコモティブシンドロームを予防するための栄養について説明する。
⑩疼痛評価時の観察ポイントについて説明する。

⑪臨床で使用されている疼痛評価指標について説明する。

⑫ICFの視点を基盤に，BPSモデルを通して「いたみが生ずる構造」を説明する。

⑬痛み治療における鍼灸の役割を説明する。

⑤ さらなる学習のために

第2章第6講に示します。

（丸山　淳子・上條　史絵・鈴木　聡・慢性疼痛教育委員会）

第 6 講

慢性疼痛で学ぶチーム医療（実践）

1 概要

　本授業は，三重大学医学部医学科，看護学科と合同で実施するワークショップ型の集中授業（3日間）である。2つの大学の学生が集合して，一度に実施する。三重大学と本学からさまざまな職種の教員が集まり，企画と担当をする。授業内容は，痛み医療に関わるメディカル・スタッフ養成のための「慢性疼痛医療者養成プログラム」によるものとなっている。痛みを訴え，治療の難しい患者さんに対してチーム医療をどのように展開するかを，体験型シミュレーションを通じて学ぶ。さまざまな治療に関する用具に触れたり使ってみたりして治療の実際を体験する項目と，グループ討議によるチーム医療の体験が主な構成である。

　また本科目は「医療・健康・福祉」を重視している三重県行政が設定する三重創生ファンタジスタの中級資格取得に関連している。「慢性疼痛で学ぶチーム医療（基礎）」が未履修でも受講可能だが，できれば（基礎）を履修していることが望ましい。基礎と発展の両科目に合格すると，"コース修了"として三重大学学長と本学学長の連名による修了証が授与される。

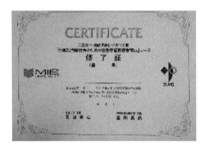

2 目的と期待される効果

1．痛みに関するさまざまな治療や取り組みを，医療人の視点から体験的に理解する。
2．痛みを持つ生活者とコミュニケーションする力をつける。
3．チームとして医療を展開するとき，何が必要かを理解する。
4．チームの中で主体性をもって協働するための，コミュニケーション力を身につける。
4．各職種の持つ力を理解し，チームとしての連携がより大きな力になることを，慢性疼痛の事例を通して学ぶ。

3 授業の内容

以下の内容を3日間で学ぶ。
①講義と体験ワーク：痛みに関するミニレクチャーおよび，慢性疼痛治療のさまざまな方法や技法について，体験的に学習する。

②チームについて基礎：チーム医療の基礎となるコミュニケーションを，グループ活動を通じて学ぶ。"チームとは何か？""そこで自分が果たせる役割は何か？"について，ゲームやディスカッションを通して考える。

③模擬事例と多職種チームの体験：慢性疼痛の事例について，グループでの事例検討と模擬患者とのロールプレイを行う。実際の多職種チーム医療を体験し，慢性疼痛患者さんとの関わりについて考える。

① "痛みに対する生活者としてのアプローチを学ぶ"

慢性疼痛治療の実際の技法を学ぶ。あなたの今の体は，取り入れた水や空気や食べ物でつくり上げられているが，その他にも骨や筋肉，臓器ほかの身体各部位，そして五感の感覚や気分までもが相互に影響し合ってその時々で変化するものである。このような総合的な視点を身につけて慢性疼痛に関わるために，多面的な体験学習を行う。

まず，3日間のワークショップ全体のオリエンテーションとして，痛みと多職種でのチーム治療について全般的な説明をする。これは「慢性疼痛で学ぶチーム医療（基礎）」の復習を兼ねる。

座学の時間は，腰痛・筋肉痛の起こる仕組みや，検査結果で判断しづらい慢性疼痛について，痛みの評価方法についても理解する。身体に対する東洋医学的な見方を薬膳からも学ぶ。東洋医学は，身体全体は相補的に機能するという考えに基づいており，複数の要因が影響し合う慢性疼痛の病態に効果を発揮すると考えられる。

体験ブースの時間は，各種の治療法や評価方法について，グループ学習を行う。鍼灸治療に関して，用具を見たり実際に使ってみたりする体験に加え，鍼灸の観点からの評価方法についても学ぶ。希望者は温熱治療やツボ刺激の器具を使って，治療の実際を体験することが出来る。また理学療法，トレーニングの観点から，実際の機器を用いて身体機能を評価する体験をする。また，心理的安定やリラックス体験となる身体技法，マインドフルネスの実習を行う。疼痛治療で極めて重要である理学療法については，理論的学習とストレッチ指導を同時に体験して，知識と実際の身体の動きとを連動して学ぶ。ほか，最新の知見を加えて学習を進める。

以上のように，慢性疼痛治療について多職種の連携によって実践できる内容と多角的な視点および，それを応用する多様な治療方策とその基礎知識について学ぶことが出来る。

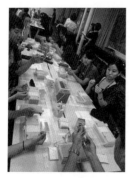

写真1　鍼の体験

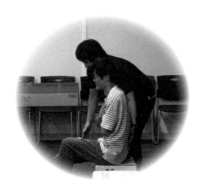

写真2　ロコモチェック！

②“チーム医療の基礎となる“チーム”について考える”

　体験型アクティビティやグループ・ディスカッションを通じて,「チームとは何か?」を考える。「グループ (単なる集まり)」ではなく,「チーム (目的をもち協働する集まり)」として機能するためには何が必要なのか, チームはどのような壁にぶつかりどのようにして乗り越えればよいか, について考える。医療だけでなく,授業での取り組みやクラブ活動,ボランティアなどの社会活動において,チームで関わる場面は多い。社会人になってからは, 臨床現場をはじめとするさまざまなシーンで「正解のないテーマにチームで挑む」ことが課題となる。まず, それぞれの状況での課題に対して, 自分がチームの中でどのようにコミュニケーションをとり, また行動して, メンバーとして機能するかを体験的に学習する。さらに, チーム全体の働きとしてどんな成果を導くことが出来るのか, についても考える。

　　主な課題は, 以下の通りである。
・チームワークに必要なこと－コンセンサス (合意形成) ゲームとその振り返り
・チームにある役割 －アイデア発想するグループワーク
・多職種と他職種－相互リスペクトの体験

③“慢性疼痛をもちながら暮らす人への支援〜多職種チームだからできること〜”

　①, ②の内容を通して学んだ, さまざまな知識と体験を活用するのが, 3番目の課題である。治療法の実際を学んだ①, チームとしての協働について学んだ②の集大成として, 架空事例についてのグループ討議と模擬患者とのロールプレイを通して, 体験的に学ぶ。

　慢性疼痛という“病気”は存在せず, 全身のあちこちに長引く痛みを抱える“病態”である。健康ではない“病の状態”であり, 要因は器質的なものだけではなく, 心理的・社会的要因が大きいことが広く知られている (『慢性疼痛治療ガイドライン』2021)。それらの影響で痛みが悪化したり遷延化したりするため, 慢性疼痛治療は1人の専門職で行うよりも, 多職種連携のチームで臨むことが求められる。したがって, 検討する架空事例は, 心理的・社会的困難を伴うやや複雑な課題となる。事例検討は, グループ討議に加えて実務経験のある医療職が患者役となってロールプレイを行い, 状況・情報の聞き取りや支援策の提案を行う。ロールプレイの企画意図には, “アーリーエクスポージャー”

たとえば、こんな事例を検討します。何ができるか、チームのみんなで考えます。

> **事例の概要**　町田さん (仮名) 70代前半　男性　無職。妻 (70代主婦) と息子 (40代) 家族の5人暮らし。
> 坐骨神経痛、腰部椎間板ヘルニアなどを患い、近所の整形外科でリハビリをしていた。しかし最近、痛みがひどくなり、リハビリに行けなくなった。歩行も困難になり、家の中では、這って移動している。総合病院の整形外科で検査を受けたが、顕著な所見はないと言われ、老人保健施設への入所を勧められた。町田さんは、ペインクリニック外来を訪れ、「入院は嫌です。何とか家で過ごしたい」と言っている。

の考えが反映されている。履修する2年次の学生にとっては，大学での学びの早期から実際の臨床現場を体感できる貴重な機会となるだろう。

　また，体験型ワークショップでは，チームの協働と成果を学ぶと同時に，学習者自身の課題や傾向を自覚する機会にもなる。他者の姿を知り交流することは，自分を振り返る契機となるのである。三重大学と本学の多様な医療関連職種を目指す学生の知恵を集めて，ひとりひとりの患者さんにとって有益な支援とは何かについて，議論し理解する3日間である。

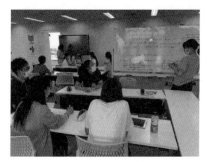

写真3　グループ討議の様子

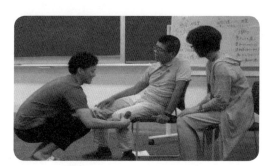

写真4　ロールプレイの様子

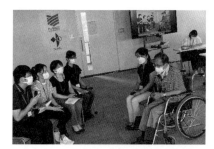

写真5　多職種チームで治療と援助を提案する@ロールプレイ

④ 振り返りの課題

①新しく学んだ治療・援助の方法について，さらに詳しく調べてみよう。
②自分の専門以外の人の意見を聞いたことで提案できた内容があったか，考えよう。
③チーム討議で，自分の意見を言えたか，メンバーの意見を聞くことができたか，考えよう。

⑤ 参考図書・文献

「医療人の底力実践第1部」鈴鹿医療科学大学医療人底力教育センター編（三重大学出版会　2023）
「痛みの考えかた　しくみ・何を・どう効かす」丸山一男著（南江堂　2014）
「慢性疼痛治療ガイドライン」慢性疼痛治療ガイドライン作成ワーキンググループ編　（真興交易医書出版部　2021）

（上條　史絵・丸山　淳子・山口太美雄・慢性疼痛教育委員会）

執筆者一覧（五十音順）

2022年 3 月31日現在

今井あい子	鈴鹿医療科学大学保健衛生学部リハビリテーション学科作業療法学専攻助教，作業療法士
上原俊介	鈴鹿医療科学大学保健衛生学部医療福祉学科医療福祉学専攻准教授
及川弘崇	鈴鹿医療科学大学薬学部薬学科助教，薬剤師
大津廣子	鈴鹿医療科学大学客員教授，看護師
大槻　誠	鈴鹿医療科学大学保健衛生学部医療栄養学科管理栄養学専攻准教授，管理栄養士
上條史絵	鈴鹿医療科学大学保健衛生学部医療福祉学科臨床心理学専攻助教，臨床心理士・公認心理師
川合真子	鈴鹿医療科学大学医用工学部臨床工学科助教，臨床工学技士
河尻純平	鈴鹿医療科学大学看護学部看護学科助教
北岡ひとみ	鈴鹿医療科学大学保健衛生学部放射線技術科学科准教授，診療放射線技師
小澤淑子	鈴鹿医療科学大学客員教授
齋藤恒一	鈴鹿医療科学大学保健衛生学部リハビリテーション学科理学療法学専攻助教，理学療法士
鈴木　聡	鈴鹿医療科学大学保健衛生学部鍼灸サイエンス学科准教授，鍼師，灸師
高木久代	鈴鹿医療科学大学保健衛生学部鍼灸サイエンス学科教授　国際戦略担当副学長
多田智美	鈴鹿医療科学大学保健衛生学部リハビリテーション学科理学療法学専攻助教，理学療法士
鎮西康雄	鈴鹿医療科学大学客員教授　前教育担当副学長
鶴岡信治	鈴鹿医療科学大学医療健康データサイエンス学科教授
豊田長康	鈴鹿医療科学大学学長，医師
中西左登志	鈴鹿医療科学大学保健衛生学部放射線技術科学科教授，診療放射線技師
中俣孝昭	鈴鹿医療科学大学保健衛生学部リハビリテーション学科理学療法学専攻助教，理学療法士
中舎幸司	鈴鹿医療科学大学保健衛生学部放射線技術科学科准教授，診療放射線技師
西川潤子	前鈴鹿医療科学大学保健衛生学部医療福祉学科医療福祉学専攻教授，社会福祉士
橋本典子	鈴鹿医療科学大学就職・キャリア支援課，キャリアコンサルタント，特別支援教育士
濱田　匠	鈴鹿医療科学大学保健衛生学部リハビリテーション学科作業療法学専攻助教，作業療法士
林　暁子	鈴鹿医療科学大学看護学部看護学科助教，看護師
林　雅彦	鈴鹿医療科学大学薬学部薬学科教授，薬剤師
福田八寿絵	鈴鹿医療科学大学薬学部薬学科教授　医療人底力教育センター長，薬剤師
藤田快男	鈴鹿医療科学大学薬学部薬学科助教，薬剤師
本田達朗	鈴鹿医療科学大学保健衛生学部鍼灸サイエンス学科准教授，鍼師，灸師，あん摩マッサージ指圧師
前河裕一	鈴鹿医療科学大学保健衛生学部医療栄養学科臨床検査学専攻准教授，臨床検査技師
松浦　信	鈴鹿医療科学大学保健衛生学部医療福祉学科医療福祉学専攻教授
丸山淳子	鈴鹿医療科学大学医用工学部臨床工学科教授，医師，公認心理師
三浦英和	鈴鹿医療科学大学医用工学部臨床工学科准教授
水野海騰	前鈴鹿医療科学大学保健衛生学部鍼灸サイエンス学科准教授，鍼師，灸師
三井弘子	前鈴鹿医療科学大学看護学部看護学科助教，看護師
森田賢太	鈴鹿医療科学大学医療健康データサイエンス学科助教
山口太美雄	鈴鹿医療科学大学保健衛生学部医療栄養学科管理栄養学専攻教授，臨床検査技師　健康食品管理士
山路由実子	鈴鹿医療科学大学看護学部看護学科准教授，看護師，助産師
山下幸司	鈴鹿医療科学大学医用工学部医用情報工学科准教授，診療情報管理士
山田康晴	鈴鹿医療科学大学医用工学部臨床工学科准教授，臨床工学技士，看護師
吉子健一	鈴鹿医療科学大学保健衛生学部医療栄養学科臨床検査学専攻教授，臨床検査技師

医療人の底力実践

| 発行日 | 第1版 2014年3月31日　第2版 2017年3月31日 |
| | 第3版 2020年3月31日　第4版 2023年3月31日 |

編　集　鈴鹿医療科学大学
　　　　医療人底力教育センター

発行者　濱　千春

発行所　三重大学出版会

　　　　〒514-0062
　　　　三重県津市観音寺町579-13
　　　　TEL：059-227-5715
　　　　email/mpress01@bird.ocn.ne.jp
　　　　HP/mpress.stores.jp

印刷所　西濃印刷株式会社